Disruptores endocrinos y Sindrome de Ovario Poliquistico

Contaminantes ambientales y poliquistosis ovarica

Abel Agustin Estrada Paneque

Disruptores endocrinos y Sindrome de Ovario Poliquistico

Contaminantes ambientales y poliquistosis ovarica

ELIVA PRESS

ISBN: 978-99949-8-437-4

Cover Design: Eliva Press
Cover Image: www.ingimage.com
Email: info@elivapress.com
Website: www.elivapress.com

This Eliva Press imprint is published by the registered company Eliva Press Global Ltd. part of Eliva Press S.R.L. Publishing Group

The registered company address is: Pope Hennessy Street Level 2, Hennessy Tower Port Louis, Mauritius
Eliva Press S.R.L. Publishing Group legal address is: Bd. Cuza-Voda 1/4 of. 21, Chisinau, Moldova, Europe

Contenido

Introducción

La salud, de acuerdo con la Organización Mundial de la Salud (OMS), tiene una definición precisa: es el estado completo de confort o bienestar somático, psicológico y social que tiene un individuo y la colectividad. Esta conceptualización es el resultado de una evolución conceptual, debido a que nace en reemplazo de una idea que se tuvo a lo largo de mucho tiempo, que presumía que la salud era, sencillamente, la falta de patologías biológicas. (OMS 1972; Johnson & Joamseen 1989).

La OMS alrededor de 1950, analiza la definición de salud existente en esa época, donde solamente era considerada la ausencia de enfermedad biológica; donde finalmente en 1967 amplia este concepto, modificándolo y reemplazando el mismo; estableciendo que la noción de bienestar en el ser humano trasciende lo meramente físico, considerando entonces que, es el estado de completo bienestar físico, mental y social. De igual manera la Organización Panamericana de la Salud (OPS), aporta un elemento importante: la salud también tiene que ver con el medio ambiente donde habita la persona. World Health Organization. (1952).

En 1974 Lalonde creo un modelo de salud pública explicativo de los determinantes de la salud, aún vigente en la actualidad, en el que se reconoce el estilo de vida de manera particular, así como el ambiente la salud. Su esquema en el documento Nuevas Perspectivas de la Salud de los canadienses de ese mismo año, se concreta que, el nivel de salud de una comunidad estaría influido por cuatro grupos de determinantes: (Lalonde,1974; Lalonde, M. A. R. C. 1974; Lalonde,1977).

- Biología humana: constitución, carga genética, desarrollo y envejecimiento
- Estilos de vida y conductas de salud: drogas, sedentarismo, alimentación, estrés, conducción peligrosa, mala utilización de los servicios sanitarios.
- Medio ambiente: contaminación física, química, biológica, psicosocial y sociocultural
- Sistema de asistencia sanitaria: mala utilización de recursos, sucesos adversos producidos por la asistencia sanitaria, listas de espera excesivas, burocratización de la asistencia.

Precisamente en el tercer grupo, donde se hará énfasis esta obra, la que pretende demostrar, cuán importante es el impacto de los disruptores en la salud humana, y especialmente, en las gónadas femeninas.

Las sustancias químicas tienen la posibilidad de encontrarse en el medio ambiente: el agua, suelo. Generalmente, cada región está asociado a un conjunto específico de contaminantes químicos y de residuos tóxicos, cómo los metales se vinculan con la producción de cemento, la minería y extracción de carbón, las dioxinas, retardantes de flama con procesos de producción y reciclaje de productos electrónicos, colorantes mutagénicos con la industria textil, etc. Estas sustancias químicas pueden liberarse a través de fugas o derrames, descargas directas a ríos, lagos y océanos, contaminándose la tierra, el aire y el agua. (Mendoza & Ize 2017).

De esta manera los seres humanos tienen la posibilidad de presentar efectos dañinos en su salud al entrar en contacto o exponerse con estas sustancias con características tóxicas. (Paneque, Gonzalez & Arroyo 2016).

Mendoza & Ize 2017 manifiestan que *"de manera general el hombre se expone a las sustancias químicas presentes en el ambiente a través del aire y el polvo que respira, del agua de consumo y de la ingesta de alimentos contaminados con agroquímicos u otras sustancias que se han depositado desde la atmósfera o están presentes en el agua de riego, también puede ocurrir con el uso de productos que contienen sustancias químicas como cosméticos, productos de aseo o de higiene personal y aditivos en alimentos, etc.*

Dependiendo de su magnitud, frecuencia y duración de esa exposición se producirían efectos negativos muy diversos como trastornos respiratorios, alteraciones en el aparato reproductor, aparato gastrointestinal, problemas pulmonares, daño del sistema cardiovascular, inmunológico, daños genéticos con trasmisión a su descendencia, efectos teratogénicos, alteraciones hepáticas y cerebrales y hasta procesos oncoproliferativos". (p.720-721)

Actualmente se cree que estos compuestos son los responsables de alteraciones de la reproducción humana y como precursores de algunos tipos de neoplasias malignas del sistema reproductivo tanto en el sexo femenino como masculino. A estas sustancias estamos expuesto diariamente; aunque requerimos métodos de valoración a nivel molecular y científico para comprender sus efectos nocivos a corto, mediano y largo plazo de éstos compuestos. (Manual & VERSION 2020).

En el año 1993 aparecieron las primeras publicaciones científicas, donde se estableció que algunas sustancias difundidas en el medio ambiente alteran y/o bloquean los mecanismos endocrinos, actuando como agonistas o antagonistas de los receptores de estrógenos, andrógenos, hormonas tiroideas e insulina. Uno de los problemas de debate en relación con estas sustancias es que no tienen un efecto dosis-respuesta (mayor estímulo mayor respuesta), sino que presentan una respuesta que aún en dosis bajas, podrían presentar efectos tóxicos. (Barrera 2022; Vandenberg et al., 2012).

En una era donde la sustentabilidad ambiental y su preservación son una preocupación mundial, donde un significativo nivel de contaminantes son liberados al medio ambiente, interaccionando con el ecosistema y sus elementos provocando efectos nocivos. Dichos elementos están vinculados a la alta tasa de prevalencia de algunas enfermedades como: diabetes, infertilidad, hipo e hipertiroidismo, inclusive, ciertos tipos de cáncer. (Darbre 2019).

Potencialmente interfieren en la producción, secreción, metabolismo y transporte de hormonas endógenas y su receptor, ejerciendo dos tipos de actividades: imitando efectos hormonales como agonistas, o antagonistas bloqueando el lugar de fijación a la hormona natural, donde su mecanismo de acción se basa en imitar acciones hormonales, potenciando o bloqueando su funcionalidad ante sus receptores, así como interferir en vías de señalización y metabolismo hormonal, alterando el mantenimiento de la homeostasis. Estos funcionan como desreguladores del sistema endocrino, y están ubicados en productos utilizados en la manufacturación de plásticos, pesticidas, sustancias naturales y agentes farmacológicos. (De & Van 2012; Kortenkamp 2007; Kumar & Holt 2014).

Según Diamanti-Kandarakis et al., 2009 un disruptor endocrino (DE) *"ha sido determinado por la Agencia de Protección Ambiental de los Estados Unidos de América como un agente exógeno que interfiere en la síntesis, secreción, transporte, metabolismo, acción de alianza o eliminación de hormonas naturales transmitidas por la sangre que permanecen presentes en el individuo, con responsabilidad en: homeostasis, reproducción y desarrollo.*

Los mecanismos por los cuales los disruptores endocrinos ejercen su impacto en el ser humano ha crecido considerablemente, ya que primeramente se consideraba que estos disruptores accionaban primordialmente por medio de los receptores de hormonas nucleares, incluyendo además los receptores estrogénicos, receptores de andrógenos, receptores de progesterona, receptores de tiroides, receptores de retinoides, entre otros.

En la actualidad, las investigaciones científicas evidencian que los mecanismos son muchísimo más amplios. Por consiguiente, los disruptores endocrinos accionan por medio de: receptores nucleares, receptores de hormonas esteroides no nucleares, receptores no esteroideos como el receptor de serotonina, dopamina, y norepinefrina; también receptores huérfanos, vías enzimáticas relacionadas en el metabolismo y la biosíntesis esteroidea, así como de varios mecanismos que convergen en el sistema reproductivo y endocrino metabólico.

Desde una visión fisiológica, una sustancia disruptora endocrina es un compuesto, natural o sintético, que, por medio de exposiciones del medio ambiente o desarrollo inadecuado, modifica o altera los sistemas hormonales y homeostáticos que permiten, la comunicación del organismo con su entorno y responda al mismo". (p.293-294).

Actualmente existen más de mil sustancias químicas presentes en el medio ambiente que ejercen efectos perjudiciales, dentro de los que se destacan: Bisfenol A, encontrados en los plásticos; los ftalatos, en plásticos y fragancias; PCBs-PDDs en sistemas eléctricos, retardantes de llama; plomo en la gasolina y las pinturas; mercurio presentes en los pescados y mariscos; dioxinas en los procesos industriales y pienso animal; DDT-DDD-DDE en pesticidas; arsénico existente en agua de bebida, pienso animal, herbicidas, fertilizantes; cadmio: humo tabaco, mariscos, fertilizantes y los alquilfenoles en detergentes, aditivos. Estas llegan al medio ambiente por medio de la contaminación, ingesta de alimentos, (Schug et al., 2016), productos de limpieza personal o en fármacos por vía directa: anticonceptivos hormonales orales perturbando la fluctuación hormonal en las féminas; y por vía indirecta por contaminación del ambiente, en el agua de bebida con restos de fármacos. Estos no están afectando únicamente al individuo expuesto, también a generaciones siguientes y futuras, donde sorprendentemente a dosis bajas ejercen efectos en ocasiones más potentes que a dosis elevadas. (Schug et al., 2016; Wilkinson et al., 2016).

Ahora bien, la reserva ovárica es un término ampliamente adoptado para reflejar el número de folículos en reposo en el ovario y, por lo tanto, un potencial marcador de fertilidad femenina. Investigaciones revelan que se ve afectado negativamente por los altos niveles de contaminación en el aire. (Broekmans et al., 2006).

Existen evidencias de que muchos químicos ambientales, así como los componentes naturales y artificiales de la dieta diaria, pueden alterar el papel fisiológico de las hormonas, interfiriendo con su biosíntesis, señalización o metabolismo. La hormona antimulleriana (AMH) es secretada por las células en el ovario y en la actualidad es ampliamente reconocida como un marcador circulante confiable de la reserva ovárica. (Broer et al., 2014; Practice Committee of the American Society for Reproductive Medicine 2015).

Las exposiciones ambientales a lo largo del desarrollo fetal y postnatal tienen la posibilidad de conducir a una elevada incidencia de patologías que aparecen en la adultez (Barker 2007; Jirtle & Skinner 2007; Godfrey, Gluckman & Hanson 2010).

Estos componentes del medio ambiente incluyen anormalidades nutricionales, estrés y exposición a sustancias tóxicas. Dentro de los estos ejemplos podemos mencionar a: las exposiciones fetales a plastificantes como el bisfenol A que ocasionan anomalías inmunitarias, (Bazaco 2020; Palma 2021; Rees et al., 2011), el tabaquismo materno que causa un incremento de la patología pulmonar en edades adultas, (Hylkema & Blacquière 2009; Valero 2018; Haro 2019), deficiencias nutricionales que ocasionan hipertensión en la descendencia (Nuyt 2008; Martínez 2022), y exposición a fármacos terapéuticos que ocasionan deficiencias vasculares. Roghair et al., 2005).
Se ha evidenciado en múltiples investigaciones que los efectos directos de la exposición en la vida temprana a los componentes del medio ambiente están afectando a la siguiente generación (Kaati, Bygren & Edvinsson 2002; Roghair et al., 2005; Ybarra 2020). La herencia transgeneracional de generaciones posteriores de cambios epigenéticos en el genoma proporciona un mecanismo molecular adicional, junto con la inducción tradicional de mutaciones genéticas, para la transmisión de la línea germinal de cambios fenotípicos inducidos por el medio ambiente (Skinner 2011; Skinner, Manikkam & Guerrero-Bosagna 2010).
Estas particularidades toxicológicas que presentan los disruptores endocrinos escapan a las hipótesis del proceso tradicional de su evaluación de riesgo, haciéndose necesario enfocar esos riesgos que ocasionan desde una nueva visión y perspectiva. Para hacer frente a estos riesgos se necesita incidir en el principio de acción preventiva y evitar el riesgo eliminando o mitigando el uso de estas sustancias. Con el objetivo de proteger la salud pública y el medio ambiente se hace necesario eliminar estas contaminantes químicos, ya sea sustituyéndolas por otras menos tóxicas o modificando los procesos donde se utilizan.

Capítulo I. Generalidades

1.1 Sistema endocrino y sus generalidades

El sistema endocrino es un sistema de comunicación que ocurre entre las células, siendo vital para que sus funciones sean coordinadas. Este sistema está compuesto por glándulas que secretan mensajeros químicos (hormonas) que interactúan con objetivos específicos (receptores). Estas interacciones conducen a la regulación de un amplio conjunto de funciones, incluido el crecimiento, el desarrollo, la reproducción, el equilibrio energético, el metabolismo y la regulación del peso corporal. (Degroot, Jameson & De Kretser 2016).

Los productos químicos exógenos pueden interferir inadvertidamente con este complejo sistema de comunicación y causar efectos adversos para la salud. (Arvelo, Sojo & Cotte 2016).

Esta exposición puede aumentar el riesgo de deterioro reproductivo. (Axelstad et al., 2018; Johansson et al., 2017; Skakkebaek 2016), déficits cognitivos (Amano et al., 2018; Ghassabian & Trasande 2018; Jefferson et al., 2018), enfermedades y trastornos metabólicos (Alonso-Magdalena et al., 2010; Cano-Sancho, Salmon & La Merrill 2017) y diversos tipos de cáncer, entre otros (Giulivo et al., 2016; Scsukova, Rollerova & Mlynarcikova 2016; Sifakis et al., 2017; Gascón-Mora & Ruiz-Trescastro 2020).

Para Crespo 2016, "*el sistema endocrino es una red de glándulas y órganos que producen y liberan hormonas, las cuales actúan como mensajeros químicos entre las diferentes partes del cuerpo, coordina el funcionamiento de los diferentes órganos, aparatos y sistemas por medio de hormonas, que son compuestos químicos que se secretan a la circulación de sangre a partir de tipos específicos de células ubicadas en glándulas endocrinas (carentes de conductos).*

Una vez en la circulación, las hormonas están afectando la capacidad de los tejidos diana, que podría ser una glándula endocrinológica o un órgano terminal. Varias ejercen un impacto en las células del órgano que las secretó (efecto paracrino), mientras tanto que otras inclusive trabajan sobre el mismo tipo celular (efecto autocrino).

Cada hormona se dirige a un tipo (o grupo) particular de células capaces de recibir y responder incluso a dosis muy bajas, induciendo diferentes efectos en estos órganos y tejidos, tales como el crecimiento y el desarrollo, cambios en la función sexual o la reproducción.

Por esta razón, la homeostasis de la acción hormonal está estrictamente regulada en cualquier organismo. Pequeñas perturbaciones en los niveles pueden implicar graves consecuencias para la salud". (p.116-121)

Ahora bien, la disrupción endocrina se presenta como un efecto adverso secundario a la exposición a los disruptores, cuyas características principales son: (Anway and Skinner, 2006; Kortenkamp et al., 2007; Skinner and Guerrero-Bosagna, 2009; Soto et al., 1992)

- Actúan a bajas concentraciones y de manera combinada con las hormonas endógenas, por lo cual es complicado entablar un grado umbral de no impacto, lo cual confiere a estos disruptores una particular peligrosidad debido a que no hay dosis seguras.
- Una vez que la exposición pasa a extensos períodos del desarrollo del ser humano con particular vulnerabilidad a la disrupción endocrina en el embarazo, niñez, pubertad o lactancia ocasionan daños que tienen la posibilidad de presentarse posteriormente durante toda la vida.
- Las curvas que vinculan la dosis de exposición con el impacto adverso no son lineales, o sea, la respuesta no se incrementa continuamente en la misma proporción que la dosis de exposición.
- De manera general, las personas no permanecen expuestos a un solo tipo de disruptor, sino a las mezclas de ellos, por lo cual sus efectos son difícilmente predecibles dadas las probables sinérgicas, aditivas o antagónicas entre los residuos químicos.
- Como consecuencia de la exposición a estos disruptores, un determinado sujeto tiene la posibilidad de percibir secuelas en las próximas generaciones por afectación genómica o mecanismos epigenéticos.

1.2 Anatomía del ovario

El ovario (lat. ovum: huevo; gr. ooforon) (Treuherz & Ribeiro 2007), es la gónada femenina, secretora de hormonas sexuales y productora del gameto llamado óvulo. (Cortés & Ureña 2011).

Los ovarios están localizados en la fosa ovárica, a cada lado del útero, tienen forma ovoidea y aproximadamente 3 centímetros de diámetro. La fosa ovárica es un espacio entre la arteria ilíaca interna y la bifurcación de la arteria ilíaca externa. Cada ovario tiene una extremidad superior (tubárica) y una inferior (uterina). La extremidad tubárica está cubierta principalmente por las fimbrias de las tubas uterinas (o trompas de Falopio), en lo que la extremidad uterina muestra hacia el cuerpo humano del útero. (Netter 2014).

Los ovarios o gónadas femeninas, conforman los órganos sexuales femeninos, miden alrededor de en la mujer adulta de 2,5 a 5 centímetros de largo, de 1,5 a 3 centímetros de ancho y de 0,7 a 1,5 centímetros de espesor; y permanecen suspendidos por el mesovario, el ligamento suspensorio del ovario o ligamento infundíbulo-pélvico y los ligamentos ováricos (DeCherney et al., 2018; Llusiá 1995)

Netter 2014 plantea que, *"las caras de los ovarios se hallan en estrecha interacción anatómica con las estructuras adyacentes de la pelvis verdadera. La cara lateral se sitúa en la fosa ovárica y está en contacto con el peritoneo parietal. La cara posterior se relaciona con el uréter y la arteria ilíaca interna, mientras tanto que la anterior está relacionada con el ligamento umbilical medial.*

El ovario se conforma por el epitelio ovárico, la túnica albugínea, la corteza y la médula. El epitelio ovárico (mesovario o área epitelial ovárica) es una capa de células cuboides que recubren el ovario.

La túnica albugínea es una capa de tejido conjuntivo fibroso y denso con células fusiformes; su corteza está compuesta por el estroma, con diversos vasos y folículos ováricos, en los cuales se hallan los oocitos en diversas fases de maduración.

Finalmente, la médula que es el área más interna del ovario; está formada por tejido conectivo fibroelástico laxo y tiene diversas vasos sanguíneos, vasos linfáticos y nervios.

Además, están presentes diversos tipos celulares: las células epiteliales (recubren el ovario); las células estromales (dan soporte estructural al ovario y generan hormonas sexuales femeninas); y las células germinales (células que se desarrollarán hasta oocitos maduros), donde cada folículo ovárico está formado por un único oocito rodeado de células somáticas: células de la granulosa y células de la teca". (p.349-353).

Su irrigación está proporcionada por las arterias ováricas, ramas directas de la aorta abdominal, y su drenaje venoso comienza en el plexo pampiniforme en el mesovario, desde donde continúan las venas ováricas. Ahora bien, el ovario izquierdo drena en la vena renal izquierda, mientras que el ovario derecho drena directamente en la vena cava inferior. (Netter 2014; Sinnatamby 2011).

1.3 Embriología del ovario

El sexo genético es dependiente exclusivamente del cromosomas "**Y**". No obstante, el cromosoma "**Y**" por sí mismo no establece el sexo, es el gen Sry el cual se encuentra en el brazo corto del cromosoma **Y** el que codifica un elemento conocido como determinante testicular, el cual organizará la gónada como testículo. (Jordan & Vilain 2002). Si el espermatozoide no tiene cromosoma **X** ni tampoco **Y**, el resultado va a ser un individuo

XO y se formará una gónada incapaz de conformar espermatozoides, ni ovocitos. (Solari 2004; Gilbert 2005).

Para que las gónadas se logren constituir, se deben desarrollar previamente dos riñones que son transitorios en el embrión, conocidos como mesonefros. Uno de los primeros genes necesarios para el desarrollo gonadal es el WT-1 (gen supresor del tumor de Wilms), hablamos de un componente de transcripción que se expresa a lo largo del mesodermo intermedio y es importante en el desarrollo del riñón. El SF-1 (factor esteroidogénico–1) se expresa en las células somáticas de la gónada indiferenciada siendo además importante en su formación. (Carlson 2019; FONOLLA 1995).

El otro gen implicado en las etapas tempranas del desarrollo gonadal es el Lim-1, la carencia de su expresión produce la falta de formación de la cabeza, riñones y gónadas. (Kobayashi et al., 2004)

Si bien la ausencia del gen SRY es relevante para que ocurra el desarrollo ovárico, parece lógico pensar que exista además una correcta expresión de genes "pro-ováricos". (Rey 2001). Contrariamente a lo que ocurre en el testículo, en el cual se puede formar la gónada en ausencia de células germinales primordiales (síndrome de Sértoli sólo), en la mujer se formarán ovarios vestigiales (estrías ováricas) si las células germinales primordiales no llegan a las crestas genitales o si son anómalas (XO) y se degeneran. (Kobayashi & Behringer 2003).

En la mujer la presencia de células germinales es esencial para el desarrollo del ovario. Por otra parte, en individuos XX, la ausencia del gen SRY se relaciona con un aumento de los niveles de la proteína DAX-1 (Swain et al., 1996), en la gónada que se va a diferenciar en sentido ovárico y del gen WNT4a, Vainio et al., 1999, para la diferenciación del ovário (Caro 2017; Vainio et al., 1999).

Al parecer gen WNT4a inhibe la expresión de FGF-9 (factor de crecimiento fibroblástico 9), y formaría el ovario (Carlson 2019).

Rojas & Prieto 2014 manifiesta que "*posterior a la novena semana post fecundación ocurre la diferenciación ovárica. Las células germinales están concentradas en la zona cortical constituyendo las ovogonias, ellas proliferan por mitosis a partir del instante en que colonizan la gónada hasta el inicio del cuarto mes de gestación.*

Las ovogonias no se organizan en cordones y reciben el estímulo de un elemento inductor de la meiosis, nombrado MIS que se generaría en la rete ovarii (un derivado mesonéfrico) e inician la meiosis. A las catorce semanas post fecundación (décimo sexta de amenorrea) las ovogonias que permanecen más próximas a la zona medular del ovario dejan de multiplicarse e ingresan a la fase de profase de la primera separación meiótica, denominándose ovocitos I.

Los ovocitos se asocian con células foliculares y conforman los folículos principales. Hacia la veintidós *semanas los ovocitos alcanzan la fase de diploteno de la profase de la primera separación meiótica, se detiene la meiosis. Cerca del término del embarazo, más del 90% de las células germinales alcanzó el estado de ovocito I. Varios ovocitos I van degenerando por medio del desarrollo, de forma que el número de folículos con que nace una dama es mucho menor que la proporción de ovogonias y ovocitos I que hay en los ovarios fetales".* (p.154-157)

Ahora bien, para Carlson 2014 la cronología en la embriogénesis del ovario ocurre de la siguiente manera: *"en la quinta semana post fecundación, las células germinales primordiales migran por el mesenterio intestinal hacia la cresta genital, se forma la cresta genital ventromedial al mesonefros; en la sexta semana post fecundación las células germinales primordiales (CGP) colonizan la cresta genital denominándose gonocitos Se constituye la gónada indiferenciada.*

Ya la octava semana se diferencia el testículo, pero el ovario continúa como gónada indiferenciada, y no es entre las novena y décima semana que se diferencia el ovario y los gonocitos pasan a denominarse ovogonias, proliferan por mitosis hasta el inicio del cuarto mes. En la décima cuarta semana las ovogonias que están más próximas a la región medular del ovario dejan de multiplicarse e ingresan a la etapa de profase de la primera división meiótica, denominándose ovocitos I; estos ovocitos se asocian con células foliculares y forman los folículos primordiales. En la vigésima segunda post fecundación, los ovocitos alcanzan la etapa de diploteno de la profase de la primera división meiótica, se detiene la meiosis; y finalmente alrededor de las semana treinta y seis el 90% de las células germinales ha alcanzado el estado de ovocito I, donde muchos de estos van degenerando a través del desarrollo".(p.391-395)

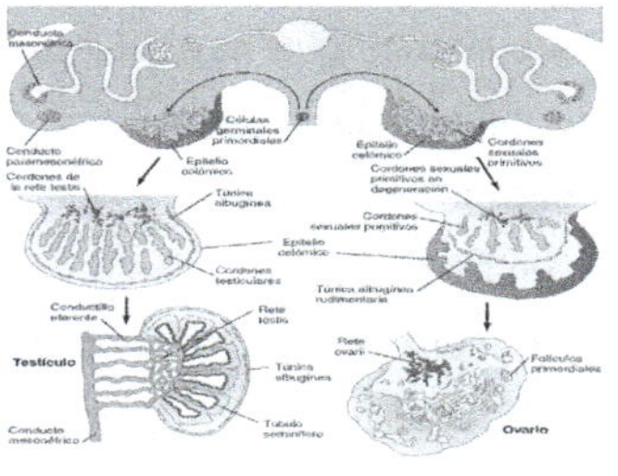

Imagen # 1. Morfología de la diferenciación gonadal.
Fuente: Tomado de: Carlson (2014).

1.4 Histología del ovario

Desde el punto de vista estructural, un ovario se conforma por el epitelio ovárico, la túnica albugínea, zona cortical y zona medular. Ver imagen # 2. El epitelio ovárico es una capa de células cuboidales que recubre el ovario y no se forma desde estructuras ováricas, sino que es mesotelio; la túnica albugínea que constituye una capa de tejido conjuntivo denso fibroso con células fusiformes, donde su funcionalidad es predominantemente defensora, formada por una capa más densa que la túnica albugínea que recubre los testículos. La médula es la zona más interna del ovario, rodeada por la corteza. (Fortoul 2010)

Los límites entre corteza y médula no permanecen muy definidos. La médula está formada por tejido conectivo fibroelástico laxo y tiene varios vasos sanguíneos, vasos linfáticos y nervios, los cuales acceden y salen del ovario por una zona llamada hilio, donde no hay folículos ováricos. (Fortoul 2010)

La corteza ovárica está formada por el epitelio de recubrimiento de los ovarios, los folículos ováricos y el tejido conjuntivo adyacente, que conforma el estroma, su epitelio de recubrimiento es cúbico simple y además es conocido como epitelio germinal, ya que en el anteriormente se creía que de este epitelio derivaban las células germinales, criterio que actualmente se ha descartado y se ha corroborado que únicamente es un epitelio de revestimiento. (Saavedra et al., 2011).

Debajo del epitelio germinal está la túnica albugínea, conformada por tejido conjuntivo denso irregular y luego los folículos ováricos en diversos estadios de desarrollo, rodeados por el estroma. Un folículo corresponde a un ovocito más las células que lo rodean. Los ovocitos presentes al nacimiento están detenidos en la primera fase de la división meiótica; a lo largo de la adolescencia los folículos experimentan un aumento y maduración cíclica. (Pawlina & Ross 2018).

La mayor parte de los ovocitos primarios que hay al nacimiento son cerca de 600 000 a 800 000, que no completan su maduración y se pierden en forma gradual al suceder la atresia (figura 17-2), que se consiste en la muerte espontánea y la posterior reabsorción de los ovocitos inmaduros; sin embargo, el crecimiento y maduración de los ovocitos que logran ser ovulados están de manera directa influidos por la secreción de la hormona folículo estimulante (FSH) por la adenohipófisis. (Amanvermez & Tosun 2016).

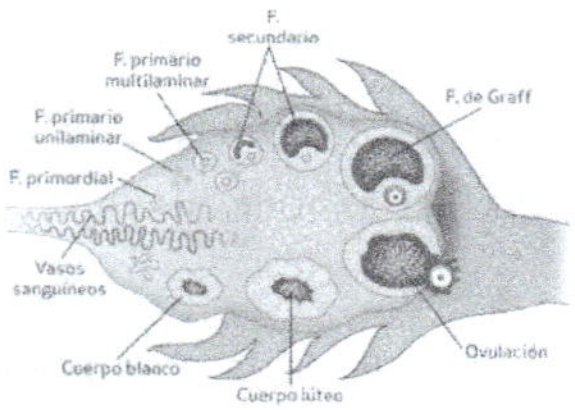

Imagen # 2. Estructura ovárica.
Tomado de: Fortoul (2010).

1.5 Foliculogénesis y sus etapas

La foliculogénesis es el proceso de crecimiento folicular y su pasaje a través de los distintos estadios de su desarrollo, desde el momento del cual que emerge de la reserva de folículos formados durante la ovogénesis, hasta que es ovulado o entra en atresia (muerte del folículo).

La foliculogénesis se refiere al desarrollo de los folículos ováricos, desde folículos primordiales hasta su estadio final: el folículo de Graaf. El proceso de desarrollo y crecimiento del folículo ovárico, pasa por diversos estadios que se describen como: folículo primordial, folículo primario, folículo secundario, folículo terciario o antral y folículo ovulatorio o de Graaf. (Abramovich, Parborell & Tesone 2006).

La foliculogénesis es el proceso de crecimiento y maduración del folículo ovárico, (Li et al., 2022), constituye la unidad funcional del ovario, compuesta por células de la capa granulosa y de la capa de la teca, que rodean al ovocito. El proceso de desarrollo y crecimiento del folículo ovárico, pasa por diversos estadios que se describen como: folículo primordial, folículo primario, folículo secundario, folículo terciario o antral y folículo ovulatorio o de Graaf. (Sánchez et al., 2015).

El folículo ovárico, es la unidad funcional del ovario, compuesta por células de la capa granulosa y de la capa de la teca que rodean al ovocito. Las células de la granulosa proceden de la red de túbulos mesonéfricos y rodean las ovogonias a partir del cuarto mes de gestación. Además, las células de la granulosa son vitales para el desarrollo del ovocito. La foliculogénesis se desarrolla de manera paralela a la ovogénesis y durante este proceso el folículo pasa por diversos estadios: González Merlo, González Bosquet, J & González Bosquet, E. 2007).

<u>Etapas de la foliculogénesis</u>. (Sadler & Langman 2007).

- <u>Folículo primordial</u>: contiene al ovocito detenido en profase de la primera meiosis. Está envuelto por una monocapa de células de pregranulosa y por una membrana basal. Hasta la menarquia quedan detenidos en este estadio o entran en atresia.

- Folículo primario: contiene el ovocito y el epitelio folicular. La diferencia con el anterior es que las células de la capa granulosa pasan de una estructura plana a adoptar una forma cúbica.
- Folículo secundario o preantral: existen varias hileras de células de la granulosa quienes forman el stratum granulosum y segregan una capa glicoproteica que será la zona pelúcida, inmersas en la capa teca del folículo. En la zona de las células de la teca es donde actúa la LH para la producción de andrógenos. Es derivada del estroma ovárico.
- Folículo terciario o antral: contiene una cavidad, el antro folicular y el ovocito se encuentra en un lateral llamado *cumulus oophorus.* El núcleo del ovocito ocupa el mismo diámetro que tiene el folículo primordial completo, además las células de la teca se diferencian en teca interna y externa.
- Folículo de Graaf: es el folículo grande listo para la ovulación. Posee un antro folicular y un ovocito maduro. Tras la ovulación, el folículo de Graaf se colapsa, y a partir de este momento, comienza la fase de cuerpo lúteo, y comienza a expresar receptores de LH.

1.6 Desarrollo folicular

La gónada fetal tiene dos tipos de poblaciones celulares, que la constituyen: las somáticas y las germinales. Las células somáticas se derivan de la línea genital embrionaria, mientras tanto, las células germinales provienen de las células germinales principales que derivan de los tejidos extragonadales. (Saitou, Barton & Surani 2002).

Un feto femenino tiene un número finito de precursores de óvulos (células germinales), estas células germinales primordiales que ingresan a la gónada se llaman ovogonias, estas proliferan velozmente vía mitosis para lograr conseguir un número aproximado de siete millones en las veinte semanas de embarazo. (Gómez et al., 2009). A lo largo de las últimas mitosis las ovogonias se encuentran en sincitios entre los que se forman puentes que integran las membranas celulares de las ovogonias entre sí. (McGee & Hsueh 2000; Knight, Satchell & Glister 2012).

En lo que varias células proliferan otras van a degenerar por medio de un proceso que se le denomina atresia folicular, tanto este proceso de mitosis como el de atresia son esenciales e indispensables para la formación de la reserva ovárica. Del millón de células germinales con las que cuenta un recién nacido, aproximadamente de 3000 a 4000 alcanzan la etapa de pubertad de dicha mujer. Cuando dichos puentes se terminan de conformar, empieza entonces la meiosis y las células germinales femeninas se llaman ovocitos. (Ceballos 2021).

Los ovocitos son detenidos a lo largo de la profase uno de la meiosis en fase temprana de diploteno. Después de la detención de la meiosis ocurren dos procesos subsecuentes: el ensamblado de los folículos primordiales y la transición de los folículos primordiales a folículos primarios. (Skinner 2005).

A lo largo del ensamblado de los folículos, los "nidos" donde descansan los ovocitos se rompen, y de esta forma cada ovocito se separa del resto por la formación de células de la pregranulosa y cada folículo primordial queda definido por un ovocito rodeado de dichas células. En los humano, los folículos primordiales están formados en el lapso de las quince semanas de gestación hasta el sexto mes después del nacimiento, los ovarios de un recién nacido por el momento no muestran ovogonias. (Oktem & Urman 2010).

El ovocito parece ser el organizador central en el principio del ensamblado folicular por medio de los componentes de transcripción ovocito-específicos. Una vez ensamblados, la mayor parte de los folículos se mantienen quiescentes hasta empezar el periodo reproductivo, y únicamente ciertos son reclutados de manera inmediata para iniciar el crecimiento. Un sinnúmero de factores de crecimiento, diferenciación y citoquinas están implicados en la regulación de este proceso. (Pangas & Rajkovic 2006).

Una cohorte de folículos empieza a crecer, con modificaciones a nivel del ovocito, morfogénesis y proliferación de las células de la granulosa de tejido escamoso a cuboidal. En la transición de folículo primordial a primario intervienen componentes de crecimientos intraováricos mientras tanto que las hormonas foliculoestimulante y luteinizante (FSH y LH) juegan un rol importante en el desarrollo del folículo preantral (Magoffin 2005), donde iniciado el proceso de crecimiento de los folículos, tienen la posibilidad de continuar solamente por dos senderos: ovulación o muerte por apoptosis. El o los folículos seleccionados continúan creciendo, bajo la acción de las gonadotrofinas, llenándose de fluido su cavidad antral, donde las células de la granulosa y de la teca adyacentes siguen proliferando. (Uzumcu & Zachow 2007).

Estas células de la granulosa y de la teca se sintetizan hormonas esteroides a partir del colesterol por vías diferentes. Las granulosas sintetizan progesterona, andrógenos y estradiol bajo la estimulación de la FSH, y las células de la teca sintetizan progesterona y andrógenos bajo el estímulo de la luteinizante. A lo largo de la etapa avanzada del folículo antral se crea un incremento en la producción de estradiol lo cual produce una retroalimentación positiva sobre la secreción de gonadotrofinas y de esta manera el comienzo de luteinización del folículo seleccionado. (Uzumcu & Zachow 2007).

Después de la ovulación, el cuerpo lúteo es importante para el mantenimiento de las primeras etapas de la gestación. Resulta obvio que si alguno de los factores que regula el proceso de selección y crecimiento folicular es alterado, se provocarán modificaciones sobre la ovulación y por ende sobre la fertilidad femenina. Una de las hipótesis más reciente acerca de la etiopatogénesis del SOP, señala al hiperandrogenismo fetal y perinatal como principal causante del síndrome en la edad adulta. (Justo et al., 2015).

Capítulo II. Disruptores endocrinos

2.1 Concepto, antecedentes e impacto en la salud

Los disruptores endocrinos (DE) son sustancias que tienen actividad endocrina y se encuentran implícitas en el medio ambiente, poseen un potencial de interferencia en diversos procesos fisiológicos en los órganos y sistemas en el ser humano, como: sistema nervioso central, endocrino metabólico, óseo e inmunológico. (Manual & VERSION 2020). Según la Organización Mundial de la Salud (OMS), los disruptores o alteradores son sustancias, o mezclas de sustancias, que pueden alterar el sistema endocrino y, en consecuencia, desencadenar efectos adversos en el ser humano y su descendencia. (WHO/IPCS 2002).

Antecedentes e impacto en la salud

En 1962, el libro de Rachel Carson, ¨Primavera silenciosa¨, dio el primer aviso de que ciertos productos químicos artificiales se habían difundido por todo el planeta, contaminando casi a todos los seres vivos hasta en las tierras vírgenes más remotas. Aquel libro, que marcó un hito, presentó pruebas del impacto que dichas sustancias sintéticas tenían sobre las aves y demás fauna silvestre. (Carson 1962).

Años después, en 1996, apareció Nuestro futuro robado, escrito por Theo Colborn, John Peterson Myers y Dianne Dumanoski, donde, por primera vez, se reúnen las alarmantes evidencias obtenidas en estudios de campo, experimentos de laboratorio y estadísticas humanas, para plantear en términos científicos pero accesibles para todos, el caso de este nuevo peligro. (Colborn, Myers & Dumanoski 1997).

A partir del siglo pasado, según manifiestan Rudel et al., 2003, se han venido documentando en diferentes investigaciones sorprendentes fenómenos que aparecían en los animales en nuestro planeta, que aparentemente parecían no tener conexión alguna, aunque estos mismos problemas se observaban en seres humanos donde se incluían: comportamiento sexual anormal, deformaciones o malformaciones en órganos reproductores (masculino y femenino), disminución del sistema inmunológico secundario a la exposición de sustancias químicas, muertes masivas, así como la pérdida de su capacidad reproductora.

A continuación, presentamos una panorámica de múltiples acontecimientos evidenciados tanto en animales como en seres humanos hace aproximadamente 80 años relacionados con disruptores endocrinos. Ver tabla # 1.

Año	Acontecimiento	Bibliografía
1940-1970	Se evidencia en las hijas de mujeres tratadas con el estrógeno sintético Dietilestilbestrol entre los años 40 y 70, administrado en esa época para la prevención del aborto, presentaron problemas reproductivos, cáncer de vagina y cérvix; así como, malformaciones en los órganos reproductores en niveles muy superiores a la media.	Gill, W. B., Schumacher, G. F. B., Bibbo, M., Straus II, F. H., & Schoenberg, H. W. (1979). Association of diethylstilbestrol exposure in utero with cryptorchidism, testicular hypoplasia and semen abnormalities. The Journal of urology, 122(1), 36-39.
1950	Desaparición de nutrias en los ríos de Inglaterra.	Mason, C. F., & Macdonald, S. M. (1980). The winter diet of otters (Lutra lutra) on a Scottish sea loch. Journal of Zoology, Lond., 192, 558-561. COPP, G. H., y ROCHE, K. (2003). Range and diet of Eurasian otters Lutra lutra (L.) in the catchment of the River Lee (south-east England) since re-introduction. Aquatic Conserv: Mar. Freshw. Ecosyst. 13: 65-76.
1952	Pérdida del instinto natural de aparearse y criar en las águilas calvas de la Florida (USA), donde alrededor del 80% de estas eran estériles.	de Estocolmo, C. (2005). Convenio de Estocolmo sobre Contaminantes Orgánicos Persistentes (COPs). PNUMA Productos Químicos, Ginebra. Blount, E. Los disruptores endocrinos un problema para la salud y el medio ambiente.https://estrucplan.com.ar/los-disruptores-endocrinos-un-problema-para-la-salud-y-medio-ambiente/
1960	Las hembras en las granjas de visones del lago Michigan no parían o perdían sus crías al poco tiempo. Se observó la presencia de bifenilos policlorados (PCBs) en el pescado que le servía de alimento	Olea, N., & Olea-Serrano, M. F. (1996). Oestrogens and the environment. European Journal of Cancer Prevention, 5(6), 491-496.
1970	Investigaciones constataron que el 80% de los polluelos de gaviotas argénteas del Lago Ontario (Grandes Lagos, USA) moría antes del salir del huevo y presentaban deformidades muy similares a los observados en	Blount, E. Los disruptores endocrinos un problema para la salud y el medio ambiente. https://estrucplan.com.ar/los-disruptores-endocrinos-un-problema-para-la-salud-y-medio-ambiente/

	pollos tratados con dioxinas en experimentos de laboratorio.	
1980	Sólo el 18% de los huevos de caimanes del lago Apopka, Florida (USA) eran viables. La mitad de las crías morían antes de los 10 días. El 60% de los machos presentaban caracteres feminizados, con penes anormalmente pequeños. Las hembras adolescentes presentaban deformaciones en los ovarios y sus niveles de estrógeno en sangre era el doble de lo normal, producto a que diez años previos habían sido vertidos los plaguicidas dicofol y DDT en el lago.	Lind, P. M., Milnes, M. R., Lundberg, R., Bermudez, D., Orberg, J. A., & Guillette Jr, L. J. (2004). Abnormal bone composition in female juvenile American alligators from a pesticide-polluted lake (Lake Apopka, Florida). Environmental health perspectives, 112(3), 359-362. Guillette Jr, L. J., Crain, D. A., Gunderson, M. P., Kools, S. A., Milnes, M. R., Orlando, E. F., ... & Woodward, A. R. (2000). Alligators and endocrine disrupting contaminants: a current perspective. *American Zoologist*, *40*(3), 438-452. Guillette, L. J., & Gunderson, M. P. (2001). Alterations in development of reproductive and endocrine systems of wildlife populations exposed to endocrine-disrupting contaminants. REPRODUCTION-CAMBRIDGE-, 122(6), 857-864.
1988	Las focas del Mar del Norte sufren una mortandad masiva debida a una infección vírica que afecta a un 40% de la población. Esta infección no causó estos estragos en las focas que vivían en las aguas menos contaminadas de Escocia.	Blount, E. Los disruptores endocrinos un problema para la salud y el medio ambiente.https://estrucplan.com.ar/los-disruptores-endocrinos-un-problema-para-la-salud-y-medio-ambiente/
1990	Hubo una muerte masiva de los delfines en el Mar Mediterráneo por infección viral. Se observó en los animales muertos concentraciones de PCBs entre dos y tres veces	de Estocolmo, C. (2005). Convenio de Estocolmo sobre Contaminantes Orgánicos Persistentes (COPs). PNUMA Productos Químicos, Ginebra.

	superiores a las de los animales sanos. En Inglaterra se observó la feminización de peces que vivían a la salida del vertimiento de depuradoras de aguas municipales. Se relacionó el fenómeno con los productos de degradación de detergentes y plásticos, y alquilfenoles. Algunos de estos desconcertantes problemas también se empezaron a observar en seres humanos.	Jobling, S., & Sumpter, J. P. (1993). Detergent components in sewage effluent are weakly oestrogenic to fish: an in vitro study using rainbow trout (Oncorhynchus mykiss) hepatocytes. Aquatic toxicology, 27(3-4), 361-372.
1992	Hombres de Dinamarca, mostró que entre los años 40 y 80, el cáncer testicular se multiplicó por 3, aumentaron las anormalidades en espermatozoides y disminuyó su recuento.	Abell, A., Ernst, E., & Bonde, J. P. (1994). High sperm density among members of organic farmers' association. The lancet, 343(8911), 1498. Sharpe, R. M., & Skakkebaek, N. E. (1993). Are oestrogens involved in falling sperm counts and disorders of the male reproductive tract? The Lancet, 341(8857), 1392-1396 Jensen, T. K., Giwercman, A., Carlsen, E., Scheike, T., & Skakkebaek, N. (1996). Semen quality among members of organic food associations in Zealand, Denmark. The Lancet, 347(9018), 1844.

2004	Se ha observado un incremento en la frecuencia de partos pretérmino, obesidad y en las disfunciones del comportamiento cognitivo tales como autismo, desórdenes de hiperactividad y falta de concentración, así como disminución de la función reproductiva (declinación en el conteo de espermatozoides) y la función inmune. Los resultados demostrados en las investigaciones sugieren fuertemente que tanto las diferentes especies de animales como los seres humanos sufrían alteraciones de su sistema hormonal o endocrino, ocasionado por la exposición prenatal a estas sustancias químicas sintéticas.	Myers, J. P., Guillette Jr, L. J., Palanza, P., Parmigiani, S., Swan, S. H., & SAAL, F. V. (2004). The emerging science of endocrine disruption. In International Seminar On Nuclear War And Planetary Emergencies—30th Session: Anniversary Celebrations: The Pontifical Academy of Sciences 400th—The "Ettore Majorana" Foundation and Centre for Scientific Culture 40th—HH John Paul II Apostolate 25th—Climate/Global Warming: The Cosmic Ray Effect; Effects on Species and Biodiversity; Human Effects; Paleoclimate Implications Evidence for Global Warming—Pollution: Endocrine Disrupting Chemicals; Hazardous Material; Legacy Wastes and Radioactive Waste Management in USA, Europe, Southeast Asia and Japan—The Cultural Planetary Emergency: Role of the Media; Intolerance; Terrorism; Iraqi Perspective; Open Forum Debate—AIDS and Infectious Diseases: Ethics in Medicine; AIDS Vaccine Strategies—Water: Water Conflicts in the Middle East—Energy: Developing Countries; Mitigation of Greenhouse Warming—Permanent Monitoring Panels Reports—Workshops: Long-Term Stewardship of Hazardous Material; AIDS Vaccine Strategies and Ethics (pp. 105-121).
1993-1994	Estudio realizado en hombres a nivel mundial entre los años 1938 y 1990 demostró que la cantidad media de espermatozoides en humanos había descendido en alrededor del 50%.	Sharpe, R. M., & Skakkebaek, N. E. (1993). Are oestrogens involved in falling sperm counts and disorders of the male reproductive tract?. The Lancet, 341(8857), 1392-1396.
		Abell, A., Ernst, E., & Bonde, J. P. (1994). High sperm density among members of organic farmers' association. The lancet, 343(8911), 1498. Jensen, T. K., Giwercman, A., Carlsen, E., Scheike, T., & Skakkebaek, N. (1996). Semen quality among members of organic food associations in Zealand, Denmark. The Lancet, 347(9018), 1844.

Tabla # 1. Principales acontecimientos observados en animales y seres humanos por disruptores endocrinos.
Fuente: Elaborado por el autor.

2.2 Tipos de disruptores, mecanismos de acción, sus efectos en el organismo y sistema reproductor femenino

La Organización Mundial de la Salud cuantifica alrededor de 800 sustancias químicas perturbadoras hormonales o disruptores endocrinos (EDC, Encocrine Chemical Disrupting), aunque otras fuentes bibliográficas hacen referencia a 1500 sustancias presentes en nuestra vida cotidiana, por lo que finalmente es muy difícil evitar la exposición a los mismos. (Mayorga & Talero 2022).

El registro de disruptores endocrinos (DE) es muy heterogéneo, y se encuentra en continuo aumento, aunque dentro de estas sustancias presentes en el medio ambiente que se destacan encontramos: bisfenol A, alquilfenoles, ftalatos, benceno y mercurio. Ver tabla # 2. Estos poseen efectos estrogénicos, antiestrogénicos, androgénicos, antiandrogénicos y otros efectos hormonales afectando la reproducción y desarrollo de salud. En base a su origen se clasifican en: (Hall & Korach 2021; La Merrill et al., 2020).

- Naturales. Los fitoestrógenos y micoestrógenos son sustancias presentes en plantas y hongos, respectivamente, poseen acciones semejantes a los estrógenos humanos como: linaza, la soja y tofu.
- Sintéticos. Diseñados con estructuras similares a los estrógenos, están presentan en diferentes productos, tales como compuestos orgánicos persistentes, componentes de detergentes, plásticos, cosméticos, disolventes, metales pesados y medicamentos.

Sustancias químicas	Localización de la sustancia	Principales efectos sobre la salud	Bibliografía
Alquilfenoles (surfactantes)	Ingredientes comunes en productos industriales y comerciales como: detergentes, productos de limpieza, productos para el cuidado del cabello, espermicidas,	Se conoce su efecto mimético estrogénico, mala calidad seminal, alteraciones en el desarrollo de ovocitos, disminución de la capacidad reproductiva hermafroditismo, alteración	Cruz (2022) Gomez & Mordecay (2020). Vasiliu et al., 2006.

	pinturas, papel, textiles, plaguicidas, plásticos, caucho, conservantes de madera, cosméticos, aceites lubricantes y combustibles.	en la producción de hormonas sexuales.	
Bisfenol A	Sustancia química que se utiliza en recipientes de plástico policarbonato, en la cobertura interior de latas de alimentos y bebidas, en chupetes y juguetes para bebés, empastes dentales, computadoras, teléfonos celulares, pinturas, adhesivos, esmaltes, barnices, CD y DVD.	Diabetes tipo 2, problemas hepáticos y cardiovasculares. Ha sido asociado a la obesidad, efectos tiroideos, enfermedades renales, alteraciones inmunológicas, infertilidad femenina, daño pancreático, daño vascular, alteraciones tiroideas, ovarios poliquísticos, anomalías cromosómicas fetales, malformaciones genitourinarias, adelanto de la pubertad en niñas, alteraciones prostáticas y malformaciones genitourinarias.	Kandaraki et al., 2011 Vasiliu et al., 2006. Zhu et al., 2009. Lemos, Van & Soares (2010). Hugo et al., 2008. Melzer et al., 2012. Bosch et al., 2016. Krieter et al., 2013.
	Integran una parte	Efectos como disruptores hormonales. Entre los efectos asociados se citan: asma y alergia infantil, limitación de la función pulmonar en hombres adultos, daños en el esperma, anomalías en el	Ramos, Esteban & Castaño 2015.

Ftalatos.	notable del peso de plásticos como el PVC, como reblandecedores. Otros: pegamentos y adhesivos, aparatos electrónicos, materiales de construcción, productos de limpieza, productos de aseo personal (geles, champús, jabones, lociones, cosméticos), perfumes, envases (tales como botellas de agua)	desarrollo genital masculino (como la criptorquidia), alteración de los niveles de testosterona, ginecomastia acortamiento de la distancia anogenital en varones recién nacidos (síntoma de feminización), alteraciones del comportamiento (como feminización de la conducta infantil), telarquia precoz (desarrollo prematuro de las mamas en las niñas), endometriosis, cáncer de mama, ovarios poliquísticos, partos pretérminos y bajo peso al nacer. cardiovasculares y metabólicos en el estado adulto), trastorno de déficit de atención e hiperactividad, problemas de desarrollo cognitivo y motor en los niños, obesidad, resistencia a la insulina (ligada a la diabetes)	Montes et al., 2001. Gómez-Mercado et al., 2022 GARCIA et al., 2018. OROZCO 2022. Andrade 2010.
Benceno	Se utiliza principalmente como solvente en la industria química y en la industria farmacéutica, como producto inicial e intermedio en la síntesis de numerosas sustancias químicas, y en la gasolina. Presente	Ciclos menstruales irregulares, disminución en el desarrollo de los ovarios. Alteraciones en la médula de los huesos y puede producir una disminución del número de glóbulos rojos, lo que puede producir anemia. También	Chen et al., 2016. Barros et al., 2019. Romero et al., 2017. Chaiklieng et al., 2018. Chaiklieng, Suggaravetsiri & Autrup 2019. Dehghani et al., 2018. Kampeerawipakorn et al., 2017. Sakizadeh 2019.

	en resinas, fibras sintéticas (por ejemplo, nailon), caucho, tinturas, detergentes, lubricantes, medicamentos y plaguicidas. El benceno también forma parte del petróleo crudo, la gasolina y el humo de tabaco, las estaciones gasolineras, el escape de camiones y automóviles, y la contaminación industrial.	puede producir hemorragias y puede afectar al sistema inmunitario, aumentando la probabilidad de contraer infecciones.	
Mercurio.	Partes de automóviles, pilas y baterías, lámparas fluorescentes, productos médicos, vacunas, empastes dentales, termómetros y termostatos. Son muchas las fuentes que contaminan el medio ambiente, como las centrales eléctricas a base de carbón (la principal fuente), la fabricación industrial, la eliminación de residuos municipales (ya sea en incineradores o rellenos sanitarios).	El mercurio y el mercurio de metilo no se biodegradan en con facilidad y se concentran en la cadena alimentaria. El consumo de pescado contaminado representa la vía de exposición al mercurio de metilo más común en los Estados Unidos. El ser humano también se ve expuesto al mercurio de metilo al beber agua contaminada o respirar aire contaminado. Pérdida de la visión periférica, sensaciones de cosquilleo, por lo general, en las manos, pies y alrededor de la boca, falta de coordinación de movimientos, ovarios poliquísticos, endometriosis,	Calderón-de la Cruz, López-Carranza 2021. Gómez et al., 2021. Rubira 2021. Octavio-Aguilar & Olmos-Palma 2022. Córdova & Millones-Sánchez 2021).

		disfunción del habla, audición y capacidad de caminar, debilidad muscular.	

Tabla # 2. Principales sustancias químicas presentes en el medio ambiente y que influyen de forma negativa en el organismo

Fuente: Elaborado por el autor.

Mecanismos de acción

Scaglia et al., 2009, declaran que, *"los disruptores endocrinos (DE) pueden actuar modificando la biosíntesis, transporte y metabolismo de los esteroides sexuales; así como, agonistas o antagonistas androgénicos o estrogénicos por interacción con sus respetivos receptores, alterando en consecuencia el equilibrio fisiológico hormonal.*

El accionar de mimetizar o antagonizar la acción hormonal se produce a distintos niveles: periférico, modificando la biosíntesis, el transporte o el metabolismo de los esteroides induciendo enzimas de la familia CYP2B y CYP3A; y a nivel de los órganos blanco activando o inhibiendo los receptores, afectando su actividad transcripcional, inhibiendo la actividad histona de acetilasa, estimulando la quinasa mitogénica o afectando a lo ancho del genoma el estado de metilación del ADN". (p.78)

Los disruptores endocrinos tienen la posibilidad de actuar por diferentes mecanismos de acción, como son: Ver imagen # 3

- Alianza y activación de receptores estrogénicos, mimetizando la acción de los ligandos naturales.
- Unión, aunque no activación del receptor estrogénico (anti-estrógeno o anti-andrógeno), antagonizando la acción de los ligandos naturales.
- Une a otros receptores, como los androgénicos para hormonas masculinas, activando o inactivando el receptor (acción anti-andrógenica).
- Modificando la síntesis y el metabolismo hormonal.
- Modificando la expresión del número de receptores hormonales, reduciéndolos o incrementándolos y por consiguiente perjudicar de esta forma el estado de contestación a las hormonas naturales o artificiales.
- Activando mecanismos celulares unidos a cambio en el nivel de activación de receptores estrogénicos y/o androgénicos.
- Modificando sistemas neuroendocrinos que tienen la posibilidad de perjudicar la producción común de ejes hormonales como el tiroideo y reproductor, así como otros sistemas de regulación como el inmune o el nervioso.

- Inhibiendo selectivamente la transcripción del ADN.
- Transmitirse a la herencia por medio de cambios epigenéticos por modificaciones de la metilación del ADN.

La nomenclatura que han recibido los disruptores hormonales es muy diversa. En general se los denomina estrógenos ambientales (Bern, Colborn & Clement 1992), sin embargo, han recibido también denominaciones tales como xenoestrógenos (McLachlan & Arnold 1996; McLachlan, Newbold & Bullock 1980), hormonas ambientales (Davis et al., 1993; Danzo 1998), agentes hormonales activos (Council 1999) y señales ambientales (Cheek & McLACHLAN 1998), entre otras.

La acción de mimetizar o antagonizar la acción hormonal se produce a distintos niveles, en primer lugar, a nivel periférico modificando la biosíntesis, el transporte o el metabolismo de los esteroides induciendo enzimas de los citocromos P450 (CYP450) involucradas en el metabolismo de xenobióticos y sustratos endógenos, específicamente los de la familia CYP2B y CYP3A (Sirivarasai et al., 2021; Kumar 2018; Guengerich 2006), principales isoformas del CYP450 a nivel hepático cuya expresión es constitutiva y varía de individuo a individuo en relación a su carga genética y a su grado de exposición a xenobióticos y en segundo lugar a nivel de los órganos blanco activando o inhibiendo los receptores, afectando la actividad transcripcional de estos, inhibiendo la actividad histona de acetilasa, estimulando la quinasa mitogénica o afectando a lo ancho del genoma el estado de metilación del ADN. (Sonnier & Cresteil 1998; Orellana & Guajardo 2004).

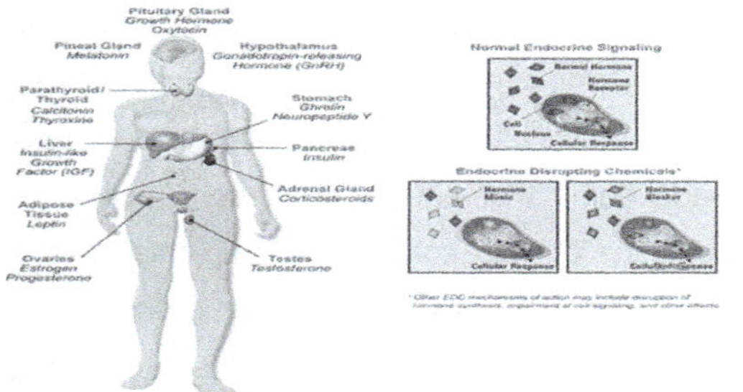

Imagen # 3. Mecanismos de acción de los disruptores endocrinos que incluyen la interrupción de la síntesis de hormonas, deterioro de la señalización celular y otros efectos.

Fuente: Tomado de Schug et al., (2016).

Efectos en el sistema reproductor femenino

El desempeño y desarrollo del sistema reproductivo femenino es dependiente de complicados y coordinados procesos biológicos. Hay estudios epidemiológicos que sugieren una estrecha interacción entre la exposición medioambiental a disruptores endocrinos y subsecuentes consecuencias en el aparato reproductor femenino y masculino. (Sifakis et al., 2017).

El contacto con estos compuestos a lo largo de la edad adulta podrían provocar efectos como por ejemplo anomalías en los ciclos menstruales, disfunción hormonal y anovulación, con la consecuente complejidad para lograr un embarazo. Distintas publicaciones los asocian con un deterioro del eje gonadal y la aparición de la menopausia a edades más precoces que la población no expuesta a los mismos (Karwacka et al., 2019).

Kim et al., 2021; Katsikantami et al., 2016; Jirsová et al., 2010, manifiestan que, la comprensión de los mecanismos por los cuales dichos compuestos están afectando al aparato reproductor femenil en la edad adulta es fundamental para comprender cómo el medio ambiente influye en los desórdenes reproductivos. Se ha detectado la existencia de estas sustancias en distintas matrices biológicas como orina, suero, leche materna, líquido amniótico, saliva y líquido folicular ovárico y en este último demostró su contacto directo con las células germinales femeninas a lo largo de su proceso de maduración folicular.

La literatura científica resalta tres grupos de disruptores implicados con mayor frecuencia en los efectos sobre el sistema reproductivo femenino: el bisfenol A (BPA), los ftalatos y los compuestos orgánicos persistentes (Amir et al., 2021). Es un compuesto químico habitualmente usado en la industria, usado como elemento para la construcción de plásticos dirigidos a la producción de productos de uso cotidiano y recipientes con el propósito de entrar en contacto con los alimentos y bebidas, así como para dispositivos médicos, entre otros. (International Food Safety Authorities Network. 2009; Konieczna, Rutkowska & Rachon 2015), pudiendo ingresar al organismo por medio de la vía oral, inhalatoria y cutánea. (Geens et al., 2012).

Gracias a su presencia en el medio ambiente, según Christensen et al., 2013; Cave et al., 2010, la población está expuesta de forma crónica y en etapas susceptibles de la vida. En un estudio llevado a cabo en el año 2003 y 2004 por la Encuesta Nacional de Salud y Nutrición estadounidense (NAHES: National Health and Nutrition Examination Survey), el BPA ha sido detectado en muestras de orina de más del 90 % de los participantes

De igual manera se ha comprobado la existencia de BPA en: cabello, calostro, líquido amniótico, líquido folicular ovárico, suero, ente otros, y la mayor parte de la dosis absorbida es metabolizada de manera rápida, eliminándose dentro de las primeras veinticuatro horas. (Mendonca et al., 2014; Martín et al., 2016; Pinney et al., 2017; Poormoosavi et al., 2019).

Heudorf, Mersch-Sundermann & Angerer 2007, manifiestan que *"los ésteres de ácido ftálico (ftalatos) son ciertos de los agentes de plastificación más extensamente usados en la industria ya que les da flexibilidad y extensa duración a los materiales.*

Permanecen presentes en una vasta gama de productos industriales, varios destinados a la construcción y otros incorporados en el hogar. Materiales de construcción, elementos de autos, aceites lubricantes, detergentes, embalajes de alimentos, adhesivos, pinturas, materiales doctores, productos farmacéuticos, textiles, cables eléctricos, artículos de papelería, insumos de perfumería y juguetes, son parte de la interminable lista de ejemplos del extenso uso de este compuesto químico.

Uno de sus inconvenientes es que, al no estar ligado químicamente a la matriz plástica, con la época tienen la posibilidad de desprenderse, ocasionando perjuicios en el medioambiente y en la salud, ingresando al organismo por medio de la vía inhalatoria, digestiva y transdérmica". (p.626-630)

La potencialidad tóxica de los ftalatos para los humanos fue siempre considerada como baja, hasta el informe del Programa Nacional de Toxicología de Estados Unidos, elaborado en el año 1982, donde se describió que podrían causar tumores en ratas y ratones, cuando se incluye en la dieta de estos animales. National Toxicology Program. (1982).

Ahora bien, los compuestos orgánicos persistentes son un conjunto heterogéneo de compuestos que fueron extensamente usados en la industria, como pesticidas y solventes, entre otros usos. Son enormemente resistentes a la degradación medioambiental, por lo que son considerados bastante tóxicos para la salud. Poseen la función de depositarse en el tejido adiposo y quedar sin ser metabolizados por largos períodos. Además de bioacumularse y ser liposolubles poseen la particularidad de biomagnificarse, permaneciendo acumulados en la cadena trófica y además ser volátiles, lo que les posibilita viajar largas distancias a partir de su lugar de procedencia. (Fiedler et al., 2019; Templeton 2020); incluso han sido detectados en lugares donde nunca fueron utilizados, como en la Antártida. (Hung et al., 2016).

Para Templeton 2020; Fiedler et al., 2019; Diamanti-Kandarakis et al., 2009, la principal vía de exposición es la ingesta de alimentos contaminados, aunque también es posible inhalarlos o que ingresen mediante absorción transdérmica, por contacto con suelos contaminados.

Las investigaciones acerca de los efectos de los disruptores endocrinos es muchísimo más compleja de lo cual era previsible y han salido a la luz determinados puntos de la biología del desarrollo hasta ahora desconocidos. Dichos compuestos son capaces de intervenir tanto en la morfogenia mamaria como a lo largo de la formación del aparato genital ambos sexos, en el desarrollo cerebral, convirtiéndose en verdaderos desafíos del neurodesarrollo del recién nacido. (Colborn 2004; Birks et al., 2016).

Caporale et al., 2022 afirma que, es justamente durante este lapso de tiempo en el que ocurre el desarrollo crítico de un individuo cuando la exposición a las hormonas ambientales o disruptores puede establecer la aparición de efectos irreversibles, primordialmente no manifestados hasta la edad adulta. Aunque sutiles, estos efectos pueden derivar en graves consecuencias para el organismo humano. Ver tabla # 4.

Estas propiedades particulares hacen a los DE distintos a otros tóxicos medioambientales y condicionan cualquier aproximación a la interacción de causalidad buscada entre exposición y enfermedad. (Pastor-Barriuso 2016; Lopez-Espinosa 2009; Vilahur et al., 2014).

Esta modalidad particular de toxicidad se debería a que: (Olea 2019)

- el instante de la exposición es decisivo para establecer el carácter, la gravedad y la evolución efecto siguiente. Los efectos son diversos sobre el embrión, feto o en el adulto. Si su actuar es a lo largo de un lapso crítico, como los estadios tempranos de la vida, caracterizados por una instantánea diferenciación celular y organogenia, tienen la posibilidad de generar alteraciones irreversibles.
- los efectos tienen la posibilidad de no aparecer en el instante de la exposición. Su impacto puede no estar presente en el nacimiento y quedar latente a lo largo de años, evidenciándose en la madurez del individuo o en la descendencia en vez de las personas expuestas, mostrándose en una segunda o una tercera generación
- no existe un umbral de concentración preciso para el desarrollo del impacto toxicológico, debido a que es dependiente, en cierta medida, del estado hormonal del sujeto expuesto, o de los niveles de las hormonas en el instante de la exposición.
- es viable la acción combinada de los disruptores, que tienen la posibilidad de dar lugar, al actuar conjuntamente, a un efecto paradójico, así sea sinérgico, antagónico o sencillamente aditivo.

La primordial vía de acceso de dichos contaminantes es, la digestiva, no solamente a través del consumo de productos vegetales/animales contaminados, sobre todo con pesticidas y fitosanitarios, sino por la ingesta de productos de procedencia animal, concretamente de las partes más grasas de dichos alimentos para la situación de los contaminantes liposolubles; por el empaquetado, procesado y preparación de los alimentos o por el agua de bebida, viable vehículo de contaminación. Hay otras vías de exposición, como la respiratoria y la dérmica, a las que contribuyen mucho la contaminación ambiental exterior e interior y la cosmética, respectivamente. (Olea 2019)

<u>Efectos sobre el organismo</u>

Disruptores endocrinos	Mecanismo de acción y efectos en el organismo	Bibliografía
Bisfenol A	Acumulación de lípidos en adipocitos y hepatocitos. Aumenta la adipogénesis. Aumento del estrés oxidativo. Disminuye la adiponectina. Interfiere la inducción de tolerancia a la glucosa. Disminuye de la capacidad antioxidante. Incrementa la insulina y leptina. Incremento del TNF-α y la IL-1β. Proliferación celular y cáncer. Alteraciones en el desarrollo y maduración celular. Estrés oxidativo y daño en el material genético. Afectación a nivel metabólico. Afectación sistema reproductivo. Afectación sistema cardiovascular. Afectación sistema neuronal.	Wang, Z., Liu, H., & Liu, S. (2017). Low-dose bisphenol A exposure: A seemingly instigating carcinogenic effect on breast cancer. Advanced Science, 4(2), 1600248. Polyzos SA, Kountouras J, Deretzi G, Zavos C, Mantzoros CS. The emerging role of endocrine disruptors in pathogenesis of insulin resistance: a concept implicating nonalcoholic fatty liver disease. Curr Mole Med 2012; 12:68-82. Juan-García, A., Gallego, C., & Font, G. (2015). Toxicidad del bisfenol A: revisión. Revista de toxicología, 32(2), 144-160. Bazaco Puerta, P. (2020). Toxicidad del bisfenol a sobre la salud de las mujeres: una visión enfermera. Flores Sandí, G. (2019). Mecanismo carcinogénico asociado a la exposición al Bisfenol A. Revista Costarricense de Salud Pública, 28(1), 96-104.
Ftalatos	Aumento de la peroxidación de lípidos. Aumento del estrés oxidativo Interferencia con el receptor de	Polyzos SA, Kountouras J, Deretzi G, Zavos C, Mantzoros CS. The emerging role of endocrine disruptors in pathogenesis of insulin resistance: a

	insulina. Inducción de tolerancia a la glucosa alterada. Reducción de la oxidación de la glucosa. Deterioro de la calidad del semen. Daños al desarrollo. Trastornos neurológicos. Partos pretérminos. Problemas inmunológicos. Pubertad precoz. Cáncer de mama.	concept implicating nonalcoholic fatty liver disease. Curr Mole Med 2012;12:68-82. Montes, P. B., Soberanis, B. L., Fernández, G. O., & MORENO, F. V. (2001). Ftalatos y efectos en la salud. Revista internacional de contaminación ambiental, 17(4), 205-215. Gómez-Mercado, C. A., Escobar, N., González, M. C., Lince, M., Vásquez, M. C., Arango-Alzate, C. M., ... & Barraza-Villareal, A. (2022). Exposición intrauterina a disruptores endocrinos (ftalatos): fuentes de exposición y cuantificación de metabolitos urinarios. Universidad y Salud, 24(3), 235-247.
Dioxinas	Disminución de la actividad de la liproteína lipasa. Disminución de la caderina endotelial vascular hepática. Inducción de tolerancia a la glucosa alterada. Inducción de la expresión hepática de CD36. Disminución de la regulación de la subunidad β del receptor de insulina, IRS1 y Glut-4. Incremento de la movilización de la grasa periférica y de la captación de ácidos grasos libres (FFAs) hepáticos. Iniciación de esteatosis, fibrosis periportal, abombamiento hepatocelular, dilataciones sinusoidales, células de kupffer activadas.	Polyzos SA, Kountouras J, Deretzi G, Zavos C, Mantzoros CS. The emerging role of endocrine disruptors in pathogenesis of insulin resistance: a concept implicating nonalcoholic fatty liver disease. Curr Mole Med 2012;12:68-82. Cruz Carrillo, A., Moreno Figueredo, G., & Lara Osorio, M. (2010). Toxicología de las dioxinas y su impacto en la salud humana. Revista de Medicina Veterinaria, (19), 73-84. Moya, M. T. F., Alonso, M. L., Lobo, J. G., & Plaza, M. J. D. (2011). Dioxinas y medio ambiente. Revista de Salud Ambiental, 11(1-2), 52-63. Argemi, F., Cianni, N., & Porta, A. (2005). Disrupción endocrina: perspectivas ambientales y salud pública. Acta bioquímica clínica latinoamericana, 39(3), 291-300.

	Incremento de TNF-α, IL-1β y TGF- β. Disminución de la β-oxidación de los FFAs. Aumento del estrés oxidativo. Disminución de la capacidad antioxidante. Inducción de apoptosis. Hepatotoxicidad. Neurotoxicidad. Mutagenicidad y Alteraciones del Desarrollo. Inmunotoxicidad. Alta prevalencia de enfermedades cardiovasculares	Hidalgo, J. C. (2008). Contaminación de Alimentos por Dioxinas. Ciencia,..., Ahora, 22(11). González, A. R., & Alfaro Velásquez, J. M. (2005). Nuevos disruptores endocrinos: su importancia en la población pediátrica. Iatreia, 18(4), 446-456. Serrano-Espitia, D., Ocampo-Ramírez, J., Galvis-Lozano, A., Peña, L. K., Orozco-Roa, V. O. R., & González-Martínez, C. (2021). Las Dioxinas en Colombia: Un Análisis Desde la Salud Ambiental. Latitude, 1(14), 28-51.

Tabla # 4. Disruptores endocrinos, mecanismo de acción y efectos sobre la salud.

Fuente: Elaborado por el autor.

2.3 Bisfenol A, Ftalatos, Compuestos orgánicos persistentes y su relación con la reserva ovárica

Bisfenol A y reserva ovárica

Existe evidencia científica suficiente que vinculan la exposición a bisfenol A (BPA) y alteraciones sobre la fisiología ovárica, donde su accionar no se enmarca solamente en el ovocito, sino también sobre las células foliculares, específicamente dentro de estas últimas, las células de la granulosa, quienes contituyen la mayor fuente de producción estrogénica y juegan un rol importante en la correcta maduración ovocitaria y foliculogénesis normal. (Thomas & Vanderhyden 2006).

Este compuesto químico es muy competente en afectar la estructura de las células de la granulosa, provocando las siguientes alteraciones: degeneración, edema, fragmentación y picnosis o cariopicnosis nuclear. (Cao et al., 2018). que histológicamente significa "espesar, cerrar o condensar", proviene del griego pyknono, y que conceptualmente es la condensación irreversible de la cromatina en el núcleo de una célula que experimenta necrosis o apoptosis. (Kumar, Abbas & Aster 2017).

Según Huang et al., 2021; Lin et al., 2021, la exposición al BPA es capaz de inducir la expresión de proteínas pro apoptóticas y de activar la vía de las caspasas, aumentar las especies reactivas del oxígeno, acumular calcio intracelular y disminuir el potencial de membrana mitocondrial, provocando estrés intracelular, autofagia y apoptosis celular.

Las caspasas son una familia de cisteín proteasas fielmente conservadas a lo largo de la evolución, denominándose así por la presencia de un residuo de cisteína en su centro catalítico e hidrolizar las proteínas detrás del aminoácido aspartato; se sintetizan como precursores inactivos compuestos por diferentes dominios o regiones peptídicas y su activación supone la fase efectora de la apoptosis, produciéndose por estímulos diversos. (Nuñez et al., 1998).

Frente a la exposición del BFA, se observan sincrónicamente modificaciones en la expresión génica y alteraciones de las vías moleculares de señalización, que son vitales y esenciales para la producción hormonal y la correcta fisiología folicular. (Shi et al., 2021).

Finalmente, para Park et al., 2021; Zhou et al., 2017; Souter et al., 2013, la presencia de BPA conlleva a una alteración desde el punto de vista estructural y funcional de las células foliculares y, en consecuencia, del folículo ovárico; donde este conglomerado de efectos podrían derivar en la disminución en los niveles estrogénicos, atresia folicular y finalmente, en la reducción de la reserva ovárica en las féminas expuestas.

Ftalatos y reserva ovárica

La foliculogénesis es dependiente de la proliferación de las células que conforman al folículo ovárico, la cual está sujeta a la acción de componentes de regulación específicos del periodo celular. Cualquier variación en la acción de los mismos derivaría en arresto del ciclo a nivel celular, la apoptosis e inhibición del aumento folicular. Los ftalatos perturban la expresión de genes involucrados con el ciclo (CCNE2, CCNE1 y CDK4) y la supervivencia celular, incrementando la producción de factores pro-apoptóticos e inhibiendo los anti-apoptóticos. (Meling et al., 2020, Wang et al., 2012).
El estrés oxidativo es uno de los factores de riesgo capaces de alterar la proliferación celular e inducir apoptosis. Wang y col. demostraron la capacidad de los ftalatos de inducir estrés oxidativo inhibiendo enzimas antioxidantes, como es la glutatión peroxidasa, y provocar la acumulación de especies reactivas del oxígeno en los folículos antrales. Esto provocaría una inhibición y bloqueo de su crecimiento.
El estrés oxidativo pertenece a los componentes de riesgos capaces de modificar y alterar la proliferación celular e inducir apoptosis; en ese sentido Wang et al., 2012, demostraron la capacidad que tiene los ftalatos de inducir estrés oxidativo inhibiendo enzimas antioxidantes, y de ocasionar el almacenamiento de especies reactivas del oxígeno en los folículos antrales. Esto causaría una inhibición y bloqueo de su aumento como es la glutatión peroxidasa o glutationa peroxidasa (GPX) , específicamente la Glutatión peroxidasa 3 (GPX3), que tiene como función proteger a las células y enzimas del daño oxidativo catalizando la reducción por la glutationa del peróxido de hidrógeno, peróxidos de lípidos e hidroperóxidos orgánicos. (Kurokawa & Berry 2013).

Compuestos orgánicos persistentes y reserva ovárica

La hormona antimulleriana (HAM), es considerada como un marcador de la función ovárica, expresada por las células foliculares y disminuye con la desaparición de las células germinales, tiene funciones específicas como regulador del crecimiento folicular, desempeñando su papel como señal de retroalimentación negativa, juega un papel importante tanto en la regulación del número de folículos en crecimiento (inhibiendo el reclutamiento), como en su selección para ser ovulados (inhibiendo a FSH). Los niveles bajos de HAM son característicos de folículos en proceso de atresia indicando crecimiento y maduración alterados de los mismos (Dewailly et al., 2014; Capecce et al., 2016).
Para López-Arellano et al., 2019; Sun et al., 2020 está demostrada la capacidad de estos compuestos orgánicos persistentes para provocar la apoptosis y necrosis ovocitaria; considerados mezclas y compuestos químicos a base de carbono que incluyen

compuestos industriales como los PCBs, plaguicidas como el DDT y residuos no deseados como las dioxinas, principalmente de la actividad industrial.

De igual manera, para López-Arellano et al., 2019, se han constatado alteraciones en las uniones tipo gap junctions presentes entre el ovocito y las células de la granulosa, quienes resultan primordiales en el mantenimiento de la viabilidad y maduración adecuada del gameto.

Los mencionados compuestos orgánicos, son capaces de perturbar la foliculogénesis, hallazgos que se relacionan con la disminución de valores de la hormona antimulleriana, el recuento de folículos antrales y estradiol en mujeres expuestas (Pan et al., 2021; Bloom et al., 2017).

2.4 Vías de exposición a bisfenoles (BPA), parabenos y benzofenonas y su impacto en la salud

Las primordiales vías de exposición de BPA (compuesto orgánico con dos grupos funcionales fenol, utilizada en la fabricación de plásticos y resinas), en los seres humanos son la digestiva, dérmica y respiratoria. (Chen et al., 2016).

La exposición humana al BPA por medio de la dieta es alrededor de diez veces superior que la exposición por medio de fuentes no alimentarias en cada una de las edades, (Geens et al., 2012), lo cual implica el 94.9% de la ingesta diaria de BPA en humanos. (Lu et al., 2018).

Los estudios han demostrado que los individuos consumen de 0.48 a 1.60 µg/kg/peso corporal/día de BPA a través de los alimentos. (Vandenberg et al., 2007).

El BPA administrado por vía oral se absorbe inmediatamente en el tracto digestivo y por medio del metabolismo hepático de primer paso se convierte en BPA glucurónido y, en menor medida, BPA-sulfato. A diferencia de BPA independiente, los dos conjugados no se incorporan al estrógeno receptor. (Matthews, Twomey & Zacharewski 2001; Shimizu et al., 2002).

De acuerdo con datos en estudios establecidos, el bisfenol A puede afectar la fertilidad, tanto de hombres como mujeres, y la exposición prenatal tiene un rol importante en este fenómeno. Este impacto se evidencia en la presencia de pubertad temprana, decremento en la calidad de espermatozoides y ovocitos, así como por fallas en la implantación de óvulos fecundados en la progenitora. (Chen et al., 2018; Hart et al., 2018; Joensen et al., 2018)

Otro impacto nocivo para la salud es su efecto obesógeno, diabetes tipo 2 y alteraciones en las hormonas tiroideas. (Jain et al., 2020; Soundararajan et al., 2019; Li et al., 2019; Kim & Park 2019).

Se excretan en la orina y tienen la posibilidad de cuantificar como BPA luego de la desconjugación en casi cada una de las muestras de orina de diferentes lugares de todo el mundo. (Calafat et al., 2008; Frederiksen et al., 2013; Kim et al., 2011).

En relación a este tema se demuestra en investigaciones el papel del BPA en la alteración del metabolismo de la glucosa y la resistencia a la insulina. El BPA tiene la capacidad de interferir en el sistema endocrino uniéndose a los receptores estrogénicos, lo que le posibilita ocasionar un desequilibrio similar al trastorno endocrina que pasa a lo largo de la gestación por alteraciones en los niveles de estrógenos, como: la variación en el metabolismo de la glucosa y la resistencia a la insulina. (Pjanic 2017).

De hecho, Guthrie et al., 2004; Lopera-Valle et al., 2016 manifiestan que dentro de las funciones de los estrógenos está la regularización del balance energético, la homeostasis de la glucosa y la sensibilidad a la insulina.

Cabe considerar, por otra parte, que el peso corporal se incrementa con varias condiciones asociadas a la deficiencia estrogénica como: ovariotomía, ***síndrome de ovario poliquístico***, la falta de funcionalidad de la aromatasa por alteraciones en su gen, y todos pueden ser corregidos por tratamiento con estradiol (E2). (Geer & Shen 2009).

Ahora bien, la resistencia a la insulina gestacional es un fenómeno natural que aparece durante el embarazo de forma fisiológica con el fin de dirigir al feto más fácilmente los nutrientes presentes en la sangre. (Estrada et al., 2022; Mack & Tomich 2017; Brede et al., 2003).

No obstante, para Catalano et al., 2003 los niveles plasmáticos de glucosa tienen la posibilidad de incrementarse y fomentar la diabetes gestacional. La resistencia a la insulina especialmente surge como el resultado de la acción hormonal originada a nivel placentario; junto con esta RI, además se perturba el metabolismo de la glucosa manifestándose mediante la atenuación de captación de la glucosa por parte del tejido muscular, adiposo, hepático; así como una inadecuada supresión de la gluconeogénesis hepática.

El hecho de que reduzca la captación de glucosa por los tejidos maternos implica un crecimiento de los niveles de glucosa sanguínea, lo que es benéfico para la nutrición del embrión. En investigaciones realizadas demuestran que el lactógeno placentario promueve en el organismo materno el consumo lipídico, superando el de la glucosa, contribuyendo de esta forma a la preservación de esta última para la nutrición del embrión; luego, como mecanismo adaptativo a estas alteraciones fisiológicas, el organismo aumenta la producción insulínica por parte de las células pancreáticas (Mauri, Calmarza & Ibarretxe 2021; Baz, Riveline & Gautier 2016).

Por su parte, Nadal et al., 2009 manifiesta que *"otro de los mecanismos adaptativos, se origina en las células pancreáticas localizadas en los islotes de Langerhans, donde su función primordial es la biosíntesis y liberación de insulina, siendo esta insulina la hormona exclusiva que puede reducir de manera directa los niveles de glucemia en sangre.*

Estas células pancreáticas experimentan una hipertrofia y comienzan a segregar mayores proporciones de insulina. Ahora bien, en algunas ocasiones en los que estas células pancreáticas no respondan de manera eficiente a los cambios producidos en el organismo, trayendo consigo una ineficacia de este mecanismo de adaptación conduciría a una diabetes gestacional, manifestándose por un incremento de glucemia en sangre en féminas sanas y sin antecedentes de diabetes.

Estas mismas células expresan receptores tanto de estrógenos como de progesterona, sin embargo, investigaciones demuestran éstas pueden dejar de responder adecuadamente a los estímulos de estas hormonas en los casos de diabetes gestacional.

Otro de los elementos a considerar son los receptores estrogénicos ERα y ERβ que están implícitos en las células β de los islotes de Langerhans del páncreas; y aunque el rol del ERβ todavía se desconoce, el ERα juega un papel crucial en la regulación de la biosíntesis y secreción de la insulina, así como la supervivencia de las células β.

Cuando ocurre la activación del ERα por 17β-estradiol (E2) y el estrógeno ambiental bisfenol-A (BPA) se incentiva e impulsa un crecimiento de la biosíntesis de insulina por medio de una vía no típica activada por estrógeno que involucra la fosforilación de ERK1/2 (proteína quinasa regulada por señales extracelulares (ERK) 1/2 es una proteína de la familia de proteínas quinasas activadas por mitógenos (MAPK) con características típicas de señalización en cascada y desempeña un papel importante en las vías de transducción de señales y la función de los factores de transcripción).

La activación de ERα por concentraciones fisiológicas de estradiol puede realizar un papel fundamental en la adaptación del páncreas endocrino en la gestación, no obstante, si este receptor es sobre estimulado por un exceso de estradiol o por la acción de un estrógeno ambiental como el BPA, producirá una señalización desmesurada de insulina, ocasionando una resistencia a la insulina a nivel hepático y muscular, una extenuación de las células β y, por consiguiente, esto contribuiría al desarrollo de diabetes tipo II". (p. 63-65)

Alonso-Magdalena et al., 2006 desde su perspectiva describe que la molécula de estrógeno tiene la capacidad de unirse a un receptor de membrana y provocar el cierre de los canales de potasio presentes en ella, posteriormente se despolariza la membrana permitiendo e acceso de calcio lo que desencadena la liberación de insulina.

Este análisis demostró además que, la exposición de ratones adultos a una dosis baja (10 µg/kg) de 17- estradiol o BPA inducía un crecimiento de la insulina plasmática. (Howdeshell et al., 1999).

Además, Alonso-Magdalena et al., 2006 evidenciaron que, exposiciones más duraderas inducían un incremento del contenido de insulina en las células pancreáticas como respuesta a un estímulo de sus receptores estrogénicos, donde sus efectos los comenzaron a observar en menos de cuatro días, e incluso a dosis muy bajas, y finalmente posterior a diversos días de la terapéutica con 17-estradiol o BPA los ratones desarrollaron una hiperinsulinemia crónica.

Este disruptor endocrino (BPA) según Sakurai et al., 2004, genera una regulación a la baja de los transportadores de glucosa en los adipocitos, acción que puede inducir resistencia a la insulina. Además, el BPA combinado con insulina beneficia la conversión de fibroblastos en adipocitos (Masuno et al. 2002), incrementando el riesgo de obesidad, un trastorno metabólico que se ha referente con disruptores endocrinos en los últimos años (Heindel 2003; Mead 2004). Por consiguiente, el impacto directo del BPA en el tejido periférico puede ser fundamental para desarrollar RI.

Por cierto, un impacto semejante ocurre tras la administración de anticonceptivos hormonales con estrógenos, razón por la que se vincula con modificaciones en el metabolismo de los hidratos de carbono e incremento de la RI, evidenciando que los niveles estrogénicos en los anticonceptivos hormonales debe de disminuirse para reducir sus efectos diabetogénicos. (Lopez et al., 2014; Soriano, Rodenas & Moreno 2010; Godsland et al., 1990).

Evidentemente la exposición a lo largo del embarazo causa intolerancia a la glucosa y elevados niveles de insulina, triglicéridos y leptina en plasma, lo cual indica que la exposición a BPA durante la gestación promueve la intolerancia a la glucosa. (Alonso-Magdalena et al., 2010).

Resulta claro como expresa Alonso-Magdalena et al., 2015; Friedman & Halaas 1998 que, las consecuencias observadas a largo plazo fueron crecimiento de peso, incremento de la grasa perigonadal, disminución de la sensibilidad a la insulina e incremento insulínico plasmático, prevaleciendo estos a lo largo de varios meses a los de los niveles de leptina.

Finalmente, es evidente que la exposición al BPA parece reducir la sensibilidad del adipocito a la insulina gracias a una disminución de la expresión del transportador de glucosa 1 (GLUT1) y de la fosforilación del receptor de insulina; por lo que, el BPA induce trastornos metabólicos de la glucosa e incrementa el riesgo de diabetes tipo 2. (Dai et al., 2016; Ohlstein et al., 2014).

Respecto a los parabenos (PBs), se intuye que la primordial vía de exposición a PBs es la dérmica, (Guo & Kannan 2013); Liao, Chen & Kannan 2013).), aunque la digestiva además constituye una fuente notable de exposición a estas sustancias. Los efectos vigilados tras la exposición tienen la posibilidad de pasar tras largos períodos de latencia, lo cual distancia la exposición del impacto consecuente, y dificulta en enorme medida el establecimiento de una sociedad casual. (Gálvez-Ontiveros et al., 2021; Liao, Liu & Kannan 2013; Nobile et al., 2020).

Según manifiesta Derakhshan et al., 2019, concentraciones elevadas de BPA se vinculan con niveles bajos de T4 total; sin embargo, Kwon, Shin & Kim 2020 constataron estas concentraciones de BPA se vincularon con niveles bajos de T3.

Por otra parte, en una investigación sobre células de cáncer de tiroides humano llevado a cabo por Zhang et al., 2017, quedó demostrado la susceptibilidad que poseen estas de activar mecanismos de proliferación celular, mediada por la sobrexpresión del receptor de estrógenos, frente a la existencia de concentraciones del medio ambiente de BPA. Bajo este entorno, la existencia de BPA puede desequilibrar la producción de hormonas tiroideas e inducir aumento de peso, lo que se asocia con el impacto obesógeno que ha mostrado este contaminante.

2.5 Exposición dietética y ambiental a disruptores endocrinos

En los últimos veinte años, la globalización y el alto consumo han llevado a la más grande exposición del ser humano a sustancias químicas antropogénicas y glicotoxinas. Ciertos disruptores son persistentes en el medio ambiente y poseen un elevado potencial de bioacumulación en la cadena alimenticia. (Palioura & Diamanti-Kandarakis 2015; Barrett & Sobolewski 2014).

Los disruptores endocrinos más comunes se liberan de productos industriales, domésticos y de consumo. Los alimentos envasados en envases o latas de plástico, cosméticos, ropa, muebles, juguetes y muchos otros productos de uso diario contienen plastificantes (BPA, bisfenol F, bisfenol S, ftalatos). (Koch & Diamanti-Kandarakis 2015; Papalou, Victor & Diamanti-Kandarakis 2016; Rehan et al., 2015).

Takeda et al., 2009 manifiesta que: *"los seres humanos permanecen constantemente expuestos a mezclas de disruptores en diferentes concentraciones de manera directa por medio del contacto con productos de consumo ya sea, por vía oral o transdérmica o de forma indirecta por exposición al polvo ambiental: vía inhalatoria.*
El instante de la exposición a los disruptores es determinante para la magnitud de sus efectos adversos para la salud. Ahora bien, es notable que en los primeros períodos de desarrollo de la vida intrauterina comprende la etapa más sensible y, por consiguiente, la exposición de las gestantes a estos ha estado especialmente bajo escrutinio, debido a que ciertos contaminantes químicos, como el Bisfenol A, tienen una alta especificidad y afinidad de alianza a los receptores gamma involucrados con el estrógeno (ERR-γ), que se manifiestan enormemente a nivel placentario, el feto en desarrollo y el recién nacido". (p.114-116).
Según Venkatesan et al., 2006, el estilo de vida que se basa en la ingestión de productos alimenticios de origen animal, la comida rápida y el tabaquismo sería la fuente más importante de AGE exógenos o productos Finales de Glicación Avanzada: AGEs por su sigla en inglés. (Venkatesan et al., 2006; Koschinsky et al., 1997).
Ahora bien, en cuanto a las patologías asociadas a productos Finales de Glicación Avanzada podemos mencionar que existe evidencia científica donde el proceso de glicación de proteínas se asocia con mecanismos de desarrollo de múltiples enfermedades y complicaciones como: retinopatías, neuropatías y nefropatías asociadas a diabetes mellitus (McCance et al., 1993), enfermedad macrovascular Vlassara et al., 1992)., enfermedad de Alzheimer (Vitek et al., 1994). cataratas (Lyons et al., 1991). y envejecimiento (Sell et al., 1996).
Otro de los elementos de la dieta lo constituye la leche materna, que representa la mejor nutrición estándar para los lactantes, debido a su aporte de nutrientes y optimización del sistema inmunológico. (LaKind et al., 2022). Las madres permanecen expuestas diariamente a una extensa variedad de químicos presentes en el ambiente, por medio de alimentos, bebidas y productos de cuidado personal, y por esta razón, la leche materna puede estar contaminada por dichos compuestos, lo cual posiblemente perjudique la salud de los niños. (Karthikeyan et al., 2021).
Hoy en día, se ha constatado en la leche materna, la existencia de disruptores como: bisfenilos policlorados, plaguicidas organoclorados, ésteres de difenilo polibromados, ftalatos y metabolitos de ftalatos, sustancias perfluoroalquiladas y polifluoroalquiladas, fenoles y metales (Lehmann et al., 2018); y al ser la mayor parte de estos contaminantes lipofílicos , se depositan a nivel del tejido adiposo, teniendo la posibilidad de movilizarse a

la leche materna a lo largo del período de lactancia materna. (Mead 2008; Vasios et al., 2016).

Es evidente que los periodos tempranos de la vida son más propensos a los efectos tóxicos de los elementos químicos, que tienen primordialmente en un efecto nocivo en los sistemas endocrinos y cognitivos, trayendo alteraciones en diferentes órganos del ser humano, incluso a nivel intelectual, específicamente en este último, alternando el comportamiento y el coeficiente intelectual. (Lundqvist et al., 2006).

De igual manera, tienen efectos neurotóxicos, con efectos sobre el desarrollo cognitivo, conductual y motor, (Gibson et al., 2018), donde los ftalatos según la literatura científica poseen un efecto negativo en la funcionalidad reproductiva (Main et al., 2006); incremento de patologías alérgicas y alteración del desarrollo físico y neurocognitivo. (Braun, Sathyanarayana & Hauser 2013; Huang et al 2015).

En la actualidad se ha encontrado la presencia de microplásticos a nivel placentario, que representa la interfaz feto materna expuesta al ambiente externo, (Ragusa et al., 2021). evidencia confirmada de igual manera por Braun et al., (2021), donde recientemente, la existencia de partículas de plástico en la sangre humana, corroborando finalmente el transporte de estos contaminantes químicos en el torrente circulatorio a todos los sitios corporales. (Leslie et al., 2022).

Una dieta que contenga altas cantidades de alimentos procesados térmicamente o productos altamente procesados, especialmente con un alto contenido de azúcar, incrementa exponencialmente la exposición a estas glicotoxinas. (Uribarri et al., 2005; Uribarri et al., 2003).

2.6 Efectos de los disruptores endocrinos en organismos acuáticos: en el Ecuador y a nivel mundial

Los peces constituyen parte de la dieta de mamíferos acuáticos y aves, al igual que proporcionan una importante fuente de proteínas en la dieta humana. Unos ocho millones de toneladas de plástico entran en nuestros océanos cada año. (Duarte 2022).

Estos plásticos producen en los animales daños producidos por la afectación de sustancias químicas tóxicas, tienen la propiedad química de atraer y acumular contaminantes hidrofóbicos o bien pueden secretar disruptores endocrinos, que afectan de igual manera a los seres humanos. (Elías 2015).

La producción de plásticos en el planeta alcanzó una increíble cifra que supera los 350 millones de toneladas anuales, cifras que son la consecuencia de la masiva y exagerada demanda de este material, considerados de elección en términos de durabilidad, el uso y versatilidad para una extensa variedad de productos de consumo y otras aplicaciones. (Jadhav et al., 2021; Klemeš, Fan & Jiang 2021; Europe 2019; Lithner, Larsson & Dave 2011).

Su uso generalizado causó además almacenamiento en vertederos y el medio natural, y como resultado de la vasta producción y empleo de productos de un solo uso, lo cuales representan más del 40% de los plásticos fabricados, con un estimado de basura plástica que yace en los mares y océanos de 250.000 toneladas aproximadamente. (Eriksen et al., 2014).

Ahora bien, los nanoplásticos se detectan extensamente en los ecosistemas acuáticos y atraen una atención destacable. Aunque los impactos eco toxicológicos de estos contaminantes en la biota acuática se identifican cada vez más, el alcance de sus efectos nocivos en la flora y fauna aún no se conoce a profundifdad. Resultados de estudios realizados revelan que los nanoplásticos disminuyeron de manera significativa la supervivencia, la conducta y la reproducción de peces y/o invertebrados acuáticos, incrementó el estrés oxidativo en un 72 %. Ver imagen # 4. (Han et al., 2021).

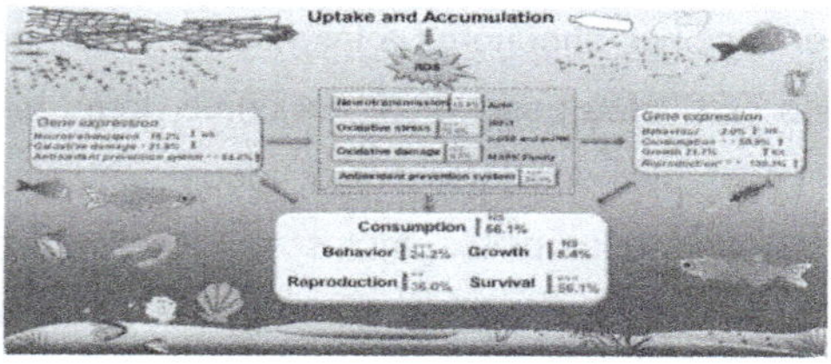

Imagen # 4. Toxicidad, factores influyentes y mecanismos relacionados de las nanoplásticos para los peces y los invertebrados acuáticos.

Fuente: Tomado de: Han et al., (2021)

El deterioro potencial y paulatino de la salud provocado por la internalización y almacenamiento de microplásticos es de enorme inquietud, y aunque faltan datos más amplios sobre esto, diversas investigaciones científicas demuestran los efectos tóxicos evidentes en diversos modelos animales, organismos marinos y líneas celulares humanas, lo cual evidencia qué, estos microplásticos, una vez internalizados, no son inertes como se pensaba anteriormente, ya que en la actualidad se conoce que desencadenan respuestas locales o sistémicas. (Danopoulos et al., 2021; Yin et al., 2021; Han et al., 2021).

Según información recogida por (Greenpeace 2016) el consumidor medio europeo de mariscos tiene una absorción de 6400 micro plásticos por año; donde el impacto del plástico es tan severo que, según estimaciones realizadas, para el año 2050 los océanos tendrán más plástico que peces, y aproximadamente el 99% de las aves marinas lo habrán ingerido en sus sistemas digestivos.

Los desechos marinos representan actualmente un problema global, donde la basura marina logra encontrarse en sitios muy lejanos como la Antártida. (Castro, Ronquillo & De la Cruz 2021; Iñiguez 2019).

Colli-Dula et al., 2014; Fent, 2015, manifiestan que últimamente se ha constatado la existencia de hormonas sintéticas como el 17α-etinilestradiol (EE2) o el levonorgestrel (LNG) en el medio acuático, además de hormonas endógenas excretadas en su forma natural como el estradiol (E2) y sus conjugados (Colli-Dula et al., 2014; Fent, 2015).

El 17α-etinilestradiol es una hormona sintética, que es un derivado de la hormona natural, el estradiol. El EE2 es un estrógeno bioactivo por vía oral, y es uno de los medicamentos más utilizados para los seres humanos, así como para la actividad ganadera y acuícola. (Aris, Shamsuddin & Praveena 2014).

Senior 2016, en una investigación realizada en Ecuador, específicamente en la ciudad de Machala, provincia de El Oro, que tuvo entre sus objetivos la identificación de los organismos y metales, que presentan concentraciones superiores a las establecidas por el código de prácticas para el pescado y los productos pesqueros; así como, toma de muestras para análisis toxicológicos de metales pesados tales como: níquel, cobalto, manganeso, cinc, cadmio, cromo, plomo y mercurio, a los peces, moluscos y crustáceos utilizados para consumo humano, manifestando que "*cuando los expertos en nutrición hacen mención al pescado y los mariscos suelen elogiarlos por sus propiedades beneficiosas para la salud humana, sobre todo, por su alto contenido en ácidos grasos tipo omega 3; sin embargo, algunas investigaciones científicas destacan que estos peces también aportan contaminantes, incluso en concentraciones muy elevadas en relación al resto de alimentos.*

La contaminación por metales pesados es en la actualidad una de las alteraciones más peligrosas para los ecosistemas acuáticos en el planeta, ya que son recursos poco o nada biodegradables, con tendencia a la acumulación en los tejidos de animales y vegetales de los medios acuáticos, y están en ellos por extenso período de tiempo, desencadenándose procesos de biomagnificación y actividades toxicodinámicas que tienen la posibilidad de llegar a crear alteraciones metabólicas, mutaciones y alteraciones anatómicas en las especies animales, incluyendo los seres humano". (p.77-78)

Sadiq (1992) apunta que los valores de Pb Total en los sedimentos no deben ser superiores a 5 mg/kg, no obstante, sin embargo, las concentraciones encontradas en el análisis variaron entre 11,33 mg/kg y 28,55 mg/kg, con un valor promedio de 18,66 mg/kg,

valor que es extensamente superado en los sedimentos del estero Santa Rosa, lo cual indica que este ecosistema muestra contaminación por este metal. (Senior et al., 2016).
Dichos resultados indican que existe un claro aporte antrópico de plomo hacia el estero, el cual podría estar vinculado a la emisión de gases provenientes del tránsito de vehículos por las carreteras que bordean el ecosistema, además al uso de pinturas, materiales de construcción y otros enseres que contengan plomo en su construcción, sin olvidar la fuerte actividad pesquera que se lleva a cabo en el ecosistema, por medio de la implementación de embarcaciones con motores fuera de borda. (Senior et al., 2016).
De igual manera en Ecuador también existen evidencias de contaminación por cadmio (Cd) en el Golfo de Guayaquil, el cual representa una de las áreas más productivas en la costa noroeste de América del Sur (Fernández-Cadena et al., 2014); sin embargo, poco se conoce sobre la contaminación por este metal en sus ríos afluentes. De igual manera (Proaño 2016) encontró altos valores de este metal en sedimentos de la Reserva Ecológica Manglares Churute.
En su investigación, Oviedo-Anchundia et al., 2017 manifiestan que: "*los primordiales inconvenientes de acidificación en la provincia del Oro, se otorgan en los ríos y en las aguas subterráneas, debido a: drenajes de cunetas, corredores subterráneos, relaves, escorias, disolución oxidativa y lixiviación de sulfuros metálicos. Los ríos que muestran un mayor nivel de contaminación son el río Pindo y Puyango. El análisis llevado a cabo por el Ministerio del Ambiente del Ecuador (MAE), concluyó que en verano la probabilidad de ingreso de metales pesados en solidos suspendidos al organismo humano y peces, era muy superior comparado con el invierno. Un claro ejemplo se da en Puyango viejo, donde las concentraciones de Plomo (Pb) en verano oscilan entre 3972 y 5080 ug/g, y en la etapa lluviosa se reduce a 269 y 345 ug/g*". (p439-440)
Otro estudio realizado, por el (MAE) en el año 2006, en la parte alta de la cuenca del río Puyango, parroquia Malvas del cantón Zaruma, encontró plomo en plantaciones de café a una concentración de 8,7 ug/g. (de los Contaminantes & Persistentes 2006).
Otras investigaciones han definido la existencia de diferentes metales pesados en matrices como aguas superficiales, sedimentos, peces, suelos, cultivos, material particulado, entre otros, cuyos niveles sobrepasan las reglas que corresponden, en algunas ocasiones, lo cual representa un elevado peligro para el ecosistema y la población (Cipriani-Avila et al., 2020).
En los ríos de la provincia de Pichincha, se han constatado que os niveles de cobre, plomo y cadmio superan los límites establecidos. (Borja-Serrano et al., 2020).

Otras de las especies contaminadas son las de atún, considerados organismos de elevado rendimiento, con tasas elevadas de metabolismo y consumo de alimentos, lo que los expone a elementos traza (Kojadinovic et al., 2007). Por consiguiente, existe la posibilidad de producir efectos nocivos para el hombre si este pez consume con regularidad, ya que este pez es muy consumido a nivel mundial y de fácil acceso para la mayor parte de las familias. La evidencia científica ha demostrado la contaminación del atún por mercurio y cadmio en el Golfo Pérsico (Ganjavi et al., 2010) y del Mar Atlántico e Índico (Chen et al., 2018). De la misma manera en el Ecuador se ha registrado contaminación de este apetitoso y codiciado pez por cadmio en Manta, provincia de Manabí (Araujo et al., 2016).

La almacenamiento significativo de este metal provoca disfunción renal, perjuicios a nivel esquelético; asi como, deficiencias y alteraciones en el sistema reproductor (Cope, Leidy, & Hodgson, 2004). Estudios evidencian que este metal pesado perjudica el aparato renal, pulmonar, reproductivo y el sistema nervioso central de los animales y seres humanos, generando hipocalcemia, diabetes, osteoporosis y cáncer (Burger 2008; Clemens et al., 2013); todo esto producto a la capacidad que tienen los peces de almacenamiento en su organismo de una concentración elevada y considerada de metales, que la existente en el medio, por lo cual son indicadores relevantes de la contaminación, sin embargo esto involucra que su consumo se puede transformar en un problema de salud para las poblaciones que se alimentan de este recurso. (Suhaimi et al., 2005; Moncayo et al., 2010).

Otro de los principales problemas, lo constituye la contaminación del agua, donde para Sánchez & Tello 2019, es el elemento fundamental que afecta a la calidad de esta en el Ecuador; contaminación causada por la inadecuada disposición y eliminación de residuos. Desde esa misma perspectiva Isch & Gentes 2006, estima que, por debajo de los 2000 metros de altitud, los cauces de agua en el Ecuador están contaminados especialmente por desechos de las actividades industriales y falta de sistemas de remediación de aguas servidas.

Ahora bien, existen ciertas características topográficas y geográficas que incrementan el impacto de los contaminantes, como: altitud, pendientes, radiación solar, luminosidad, velocidad y dirección del viento (Naumova et al. 2007; de Quito 2009).

Otros elementos como, la suma de gran altitud, mala calidad de los combustibles y motores diseñados para funcionar al nivel del mar, ocasionan mayores emisiones por la combustión incompleta. Existe evidencia que los motores de combustión interna que operan a alturas superiores a 2.000 metros de altitud generan una potencia menor, incrementan el consumo de combustible y la contaminación ambiental que producen es mayor. (Rivera et al. 2017)

En relación a la problemática expuesta, González et al., 2017, en una investigación realizada donde se determinaron concentraciones de mercurio y plomo en los sedimentos superficiales del estero Huaylá de la parroquia de Puerto Bolívar (Ecuador) y el subsecuente análisis efectuado mediante el uso de indicadores de riesgo ambiental y toxicológico, evidenciaron que en ese estero existe poca afectación por plomo, sin embargo, la contaminación por mercurio demostrada fue muy superior a los permisibles.

A continuación, se muestran en la siguiente tabla, los niveles de concentración máxima admisible (CMA), y sus efectos en la salud, causada por las trazas excedentes de metales pesados según lo registra la agencia de Custodia Ambiental de los Estados Unidos de América (USEPA) (Nguyen et al., 2013) y legislación ecuatoriana. Ver tabla # 3.

Metal pesado	Símbolo quimico	Unidad de medida	USEPA (CMA)	Ecuador (CMA)	Efectos para la salud
Arsénico	As	mg/L	0.05	0.05	Manifestaciones cutáneas, cáncer, daño vascular
Cadmio	Cd	mg/L	0.01	0.01	Afectación aparato renal, cáncer
Manganeso	Mn	mg/L	0.20	1.00	Daño aparato respiratorio, sistema nervioso central
Zinc	Zn	mg/L	0.80	5.00	Depresión, letargo
Plomo	Pb	mg/L	0.006	0.5	Teratogenicidad cerebral, enfermedades renales, reducción de la fecundidad, ovarios poliquísticos
Mercurio	Hg	mg/L	0.00003	0.001	Afecciones renales, trastornos en la fertilidad, ovarios poliquísticos, trastornos vasculares y artritis

Tabla # 3. Principales metales pesados y consecuencias en la salud humana

Fuente: Modificado por el autor de Oviedo-Anchundia et al., (2017).

Capítulo 3. Sindrome de Ovario poliquistico (SOP)

3.1 Concepto y aspectos históricos

El síndrome de ovario poliquístico (SOP) es el trastorno endocrino más común, complejo y heterogéneo en mujeres en edad reproductiva (Diamanti-Kandarakis 2008), también conceptualmente denominado síndrome de hiperandrogenismo ovárico funcional, donde se establece un complejo y profundo disturbio de etiología multifactorial, que se distingue por un cuadro clínico heterogéneo con alteraciones desde el punto de vista reproductivo y metabólico. Su prevalencia se estima entre el 5 y el 10% e incluso hasta el 21%, según los criterios diagnósticos y la ubicación geográfica. (Diamanti-Kandarakis et al., 1999; Pfieffer 2019; Boyle & Teede 2012).

Aspectos históricos

El perfil histórico del síndrome de ovario poliquístico incluye un incremento del crecimiento del vello en las féminas, incluso estaba presente en las pinturas exitosas de la época, en las cerámicas y miniaturas, cuyo origen está en las mujeres con hirsutismo. Si bien es cierto, las últimas décadas transforman estos acontecimientos en un síndrome, donde se ha ahondado en su historia natural, la multifactorialidad, su carácter poligénico y su estrecha asociación con otras patologías. (Escobar-Jiménez, Campos & Díaz 2006).

En siglo XVII, William Harvey (1578-1686) imprimió la expresión latina Ex ovo omnia, que quiere decir "todo procede de un huevo", quien nunca llegó a visualizar los ovocitos, pero si realizó sugerencias que los seres humanos también provenían, al igual que las aves, los reptiles, anfibios, de una especie de huevo que contenía al individuo, hipótesis criticada por la comunidad científica de aquella época. (Harrison 1963).

Posteriormente, Valtisneri en el año 1721, en Italia, describió una paciente infértil y con aumento considerable de peso, con ovarios agrandados, que parecían huevos de paloma. (Farquhar 2000); pero no fue hasta 1827 que se observaron por primera vez los ovocitos al microscopio, por Karl Ernst von Baer (1792-1876).

En cuanto al folículo de Graaf, fue en la segunda mitad del siglo XVII cuando Reignier de Graaf (médico y anatomista neerlandés que realizó descubrimientos clave en la biología reproductiva), observó y describió cavidades llenas de líquido en los ovarios de los animales, lo que hoy conocemos como el folículo que lleva su nombre. (Moore, Persaud & Torchia 2020; Cagiao 2012).

En lo concerniente al SOP, en el año 1844 Chéreau describió la existencia de cambios escleroquísticos en el ovario humano, aproximadamente 90 años antes de la aparición del trabajo clásico de Stein y Leventhal. (Chéreau1844).
Irving Stein y Michael Leventhal, en el año 1935 describieron la coexistencia de amenorrea y ovarios aumentados de tamaño, con la presencia de varios quistes foliculares, en un contexto clínico que, asociado a una anomalía menstrual, infertilidad e hirsutismo y menos consistentemente, escaso desarrollo mamario y obesidad. Se definió que el complejo sindrómico se caracterizaba por oligomenorrea, obesidad e hirsutismo, asociado a la existencia de ovarios de naturaleza poliquística. Estos mismos autores describieron por primera vez la eficacia de la resección en cuña de estos ovarios obteniendo la regulación del ciclo de las pacientes e incluso embarazos. (Stein 1935). En 1949, Joe V. Meigs lo llamó, Síndrome de Stein y Leventhal. (Stein 1966).
Rebar en 1976, describió la inadecuada secreción de gonadotrofinas en el SOP destacando los niveles elevados de hormona luteinizante (LH), (Rebar et al., 1976) y Burghen en el año 1980 describió por primera vez la asociación de este síndrome con la presencia de resistencia a la insulina. (BURGHEN, GIVENS & KITABCHI 1980).
En 1981, Swanson describió por primera vez los hallazgos ecográficos de la mujer con SOP, (Swanson, Sauerbrei & Cooperberg 1981), pero fue solamente después de que Adams definiera los criterios diagnósticos en 1985, cuando el diagnóstico ecográfico del ovario poliquístico llegó a ser aceptado. (Adams et al., 1985).
Durante la conferencia sobre SOP en abril de 1907, el National Institute of Health en Bethesda estableció como criterios diagnósticos del síndrome la disfunción menstrual (oligo/anovulación), la presencia de hiperandrogenismo (hirsutismo, acné y alopecia androgénica) o niveles de andrógenos séricos elevados y la exclusión de otras alteraciones hormonales, como la hiperprolactinemia, hiperplasia suprarrenal no clásica y los trastornos tiroideos. (Zawadzki 1992).
Otro acontecimiento importante que se produjo y merece ser señalado, fue en mayo de 2003, donde en un grupo de expertos en Rotterdam, establecen unos nuevos criterios diagnósticos para el SOP, que son los vigentes en la actualidad; allí se consensuó que la presencia de dos de los tres criterios establecidos sería suficiente para el diagnóstico de SOP. (Eshre & ASRM-Sponsored PCOS Consensus Workshop Group 2004).

3.2 Factores ambientales, evidencias genéticas y síndrome de ovario poliquístico

Factores ambientales y sindrome de ovario poliquistico

Los componentes del medio ambiente se divididen en, prenatales (aquellos relacionados en el desarrollo y la programación fetal), y en posnatales (dieta, obesidad, sedentarismo, toxinas del medio ambiente, fármacos, etc.). La evidencia científica indica que los estímulos del medio ambiente tienen la posibilidad de mimetizar el accionar hormonal y activar factores predisponentes que disparan la actividad endocrina característica del SOP. (Diamanti-Kandarakis, Kandarakis & Legro 2006).

Según plantea Franks 1995 *"la dieta, el sedentarismo, componentes culturales, económicos y sociales intervienen en la exposición ambiental que experimenta un sujeto; donde la prevalencia de las condiciones metabólicas observadas en este síndrome como la obesidad, síndrome metabólico, desórdenes del metabolismo de la glucosa e hiperandrogenismo, varían en funcionalidad de qué tipo de exposición muestra un individuo determinado, añadiéndole, a su terreno genético que varía de acuerdo a su raza, descendencia y zona geográfica.*

Diferentes estudios describen a la obesidad presente en por lo menos al 30% de las pacientes portadoras de esta patología y puede llegar a un 75% en varias poblaciones. La obesidad, y más especialmente la obesidad central (perímetro de cintura mayor a 88 cm), se asocia con hiperandrogenismo, resistencia a la insulina, intolerancia a la glucosa y dislipemia.

Las mujeres que tienen SOP, presentan una tolerancia a la glucosa alterada, mayor resistencia a la insulina y diabetes tipo 2, ya que aparentemente existe un defecto en la vía de señalización de la insulina en adipocitos y células musculares esqueléticas". (p. 855-857)

Ahora bien para de Melo 2015, *"la importancia de los componentes del medio ambiente en el SOP es evidente al constatar el impacto que generan los cambios de estilo de vida sobre la obesidad, una de las comorbilidades más comunes presente en estas pacientes portadoras de esta patología: donde estas medidas tienen la posibilidad de modificar el fenotipo de expresión del SOP, donde la disminución del peso corporal disminuye la hiperinsulinemia, incrementa los niveles de la globulina fijadora de hormonas sexuales (SHBG), disminuye los andrógenos libres, optimiza y mejora el ciclo ovárico, el hiperandrogenismo y la dislipemia. Sin embarago, un mal estilo de vida con una dieta rica en grasas saturadas y sedentarismo se vincula al SOP y sus secuelas metabólicas, principalmente la obesidad".* (p13-15)

Otro de los factores incluye la reducción en la exposición de toxinas ambientales que actúan como disruptores endocrinos y potencialmente interfieren en la función reproductiva de mujeres expuestas a: cosméticos, plásticos, compuestos químicos persistentes, etc., sustancias que ejercen efectos nocivos en el sistema reproductivo.

Evidencias genéticas en el síndrome de ovario poliquístico

La epigenética es el estudio de los cambios meióticos y mitóticos heredables en la expresión de genes sin cambios del ADN en su secuencia. Sus principales mecanismos epigenéticos son la metilación de ADN, modificación de histonas y ARN no codificado. La exposición a los DE puede modificar estos mecanismos a nivel del ovario y de varios órganos, alterando la expresión genética.(Zama & Uzumcu 2009; Luense et al., 2011; Bredfeldt et al., 2010).

Un clásico ejemplo de los efectos epigenéticos secundario a la acción de los DE ha sido demostrado en féminas gestantes que han estado expuesta a dietilbestrol, para prevenir abortos involuntarios, en mujeres expuestas durante el primer trimestre, presentaban una mayor incidencia de infertilidad en edad adulta, y un incremento de predisposición de padecer de carcinoma vaginal de células clara. Sin embargo, el mayor riesgo de desórdenes a nivel del sistema reproductor se observó en la descendencia de las mujeres expuestas (segunda generación), por lo que, los cambios epigenéticos tienen la posibilidad de ser transmitidos a generaciones subsecuentes. (Costa et al., 2014).

3.3 Síndrome de ovario poliquístico y microbiota

La causa fundamental de las alteraciones que se proporcionan a nivel de la microbiota intestinal es la mala ingesta alimenticia. Precisamente las dietas ricas en azúcares, grasas de mala calidad, químicos, conservantes y pobres en vitaminas, minerales y otros nutrientes esenciales, causan un nocivo impacto para la pared intestinal. Otros componentes que favorecen a deteriorar la microbiota intestinal son: el tabaco, alcohol, estrés prolongado, factores del medio ambiente, entre otros. La alteración en la microbiota se basa en la ruptura entre las uniones de las células que conforman la barrera intestinal, provocando permeabilidad. (Wu et al., 2022; Javurek et al., 2016).

Esta separación entre las células del intestino facilitará la entrada directa de patógenos y microbios al torrente circulatorio, y producto del paso de estas sustancias a la circulación se producirá una estimulación del sistema inmune, donde el mismo atacará a dichas sustancias para que sean eliminadas, creando un estado de inflamación crónica. Esta inflamación induce un incremento de los niveles de citoquinas proinflamatorias, generando un deterioro en los receptores hormonales, con afectación al ovario y suprimiendo la ovulación, un problema que existe en la mayor parte de las mujeres con SOP. (Cozzolino et al., 2020).

Sin embargo, para Zhang et al., 2022, la estimulación del sistema inmunológico derivada de la permeabilidad intestinal, causa interferencias con los receptores de insulina de forma que los niveles de insulina en sangre se incrementan y reduciéndose su sensibilidad; desencadenando un aumento sérico de testosterona la cual impedirá la maduración del folículo ovárico, constituyendo una de los causas por los que mujeres con esta patología no ovulan con regularmente.

Zhao et al., 2020, plantea que en mujeres con SOP la administración de probióticos mejora la resistencia a la insulina y disminuye los niveles de glucemia sérica en ayunas, por tanto, evitará que se incrementen los niveles de testosterona en exceso, permitiendo la maduración folicular y mejorando la función ovulatoria que tan comprometida está en estas pacientes. Además, al mejorar la microbiota, muchas de las células de la pared intestinal reestablecerán sus uniones, disminuyendo así la permeabilidad y con ello, evitando la entrada de sustancias patógenas e inflamación que eso conlleva.

Las actuales investigaciones según manifiestan Yurtdaş & Akdevelioğlu 2020; Azziz 2018, evidencian una asociación entre los cambios en el microbioma y alteraciones en parámetros metabólicos y clínicos del SOP; es evidente la estrecha relación entre la microbiota (intestinal y vaginal), hormonas sexuales y el desarrollo de esta patología; donde la existencia de una disbiosis intestinal resulta un factor potencial patogénico en el desarrollo del SOP. La terapéutica de la disbiosis, es capaz de regular los niveles de hormonas sexuales, donde la modificación y mejora de calidad de la microbiota intestinal con cambios en la alimentación, del estilo de vida, agentes probióticos, prebióticos y simbióticos son una opción terapéutica actual.

3.3.1 Impacto de las hormonas sexuales en la microbiota intestinal en el SOP

Thackray 2019; Hormone-dependent et al., 2013, considera que, las hormonas sexuales tienen un impacto importante en la composición de la microbiota intestinal, afectando su composición forma específica de acuerdo con el sexo posterior a la adolescencia.

Como consecuencia de ello, la microbiota intestinal de las mujeres tiene una mayor diversidad α, sin embargo, una significativamente menor especies de Bacteroides, incluidas Prevotella y Bacteroides thetaiotomicron, comparado con la de los hombres. A medida que tanto, la disbiosis de la microbiota intestinal en las féminas con SOP se caracterizó por una menor variedad α, una disminución de la copiosidad relativa de Bifidobacterium, una más grande copiosidad relativa de Bacteroides y cambios en la pluralidad β comparativamente con el conjunto de control. (Qi et al., 2019; Insenser et al., 2018).

Desde la perspectiva de Thackray 2019; Torres et al., 2018; Insenser et al., 2018, la microbiota intestinal en aquellas mujeres con SOP está alterada, por lo que el hiperandrogenismo podría impactar en la microbiota intestinal de pacientes con esta entidad, al influir la funcionalidad intestinal y regular la actividad de la β-glucuronidasa y sus niveles de sustrato, como la bilirrubina, los neurotransmisores y las hormonas, que permanecen presentes a nivel hepático. En escasas palabras, la interrupción de las hormonas sexuales en el SOP perjudica la estructura de los metabolitos del intestino y la microbiota.

3.3.2 Impacto de la obesidad y la RI en la microbiota intestinal

Existe una correlación entre la disbiosis de la microbiota intestinal y el fenotipo del síndrome de ovario poliquístico, incluso son evidentes las diferencias en la microbiota intestinal de personas obesas y no obesas portadoras del síndrome de ovario poliquístico. (Liu et al., 2017).

En relación a la idea anterior Dominianni et al., 2015, manifiesta que, se ha evidenciado que las mujeres obesas con SOP tienen generalmente una diversidad α y en la microbiota intestinal una biodiversidad más bajas en relación con las féminas con un IMC normal. (Dominianni et al., 2015).

En la opinión de Bulun et al., 2012, la obesidad está vinculada con el metabolismo alterado de los acidos biliares provocado por la disbiosis de la microbiota intestinal, ya que la adiposidad es una fuente de esteroides sexuales, lo que podría dañar la composición de la microbiota intestinal y los metabolitos intestinales al alterar la producción de hormonas sexuales.

De igual manera para Li et al., 2021; Hayes et al., 2007, la obesidad contribuye a desarrollar un estado inflamatorio crónico, que podría alteraría la permeabilidad intestinal y la microbiota, perjudicando de esta forma la funcionalidad y composición de los metabolitos del intestino.

Evidentemente, entre las pacientes con RI, la relativa exuberancia de Bacteroidaceae se incrementó, mientras tanto que la de Prevotellaceae se redujo en comparación con las portadoras de SOP sin RI. (Sherman et al., 2018).

La disbiosis intestinal inducida por RI podría resultar en el almacenamiento de aminoácidos de cadena ramificada. (Qi et al., 2021; Sun et al., 2021; Yun et al., 2019; Pedersen et al., 2016).

Sin embargo, el ciclo ácido tricarboxílico ha sido de manera significativa inhibido por la RI, derivándose en una disminución de la supresión de aminoácidos de cadena ramificada (Sun et al., 2019); además, esta RI junto con el hiperinsulinismo compensatorio favorecieron al hiperandrogenismo, alterando de esta forma la disbiosis intestinal y los metabolitos. (Giampaolino et al., 2021; Thackray 2019).

Según Kelly & Pearce 2020, los aminoácidos también participan en la glucólisis y el metabolismo mitocondrial a través del ciclo del ácido tricarboxílico y la fosforilación oxidativa y modulan las actividades celulares, como el metabolismo de los lípidos y la glucosa.

3.3.3 Impacto de la dieta en la composición de la microbiota y SOP

Ley et al., 2008, expresan que *"lo que ingerimos de alimentos influye de manera directa en la composición y en la estructura de las sociedades intestinales microbianas, evidenciándose por primera ocasión por medio de la comparación de muestras de microbiota fecal de diversas especies de mamíferos. En los herbívoros es evidente la diferencia de la microbiota a la de los omnívoros o carnívoros exclusivos. Por consiguiente, la dieta resulta ser primordial y determinante de la microbiota intestinal una vez que se comparan muestras de diversas especies. La diversidad de alimentos en la dieta y el estilo de vida independiente de nuestra especie son posiblemente los primordiales componentes que están afectando la composición de la microbiota intestinal en los humanos".(*p.6-7)

Schnorr et al., 2014 expresa que en investigaciones realizadas demuestran que una dieta rica en fibra (frutas, raíces y tubérculos) y baja en grasas, muestra una microbiota muchísimo más diversa y rica en la que se destaca el género Prevotella, modelo de bacterias adaptadas a recobrar la energía y nutrientes de alimentos ricos en fibra vegetal.

Sin embargo, en aquellas que predominan las proteínas y grasas animales, azúcares, almidones y pobre en fibra las grasas, donde se muestra un alto contenido energético poseen un predominio de Bacteroides, por lo que, estos útimos poseen, menor diversidad microbiana y menor producción de ácidos grasos de cadena corta; demostrándose el rol determinante de la misma en la microbiota intestinal. (De Filippo et al., 2010).

Por consiguiente, el aumento de la ingesta alimentaria con proteínas y grasa animal junto con la falta del consumo de fibra dietética se incrementa la variedad de microorganismos tolerantes de las sales biliares (Alistipes, Bilophila y Bacteroides) y reduce los niveles de especies que metabolizan los carbohidratos complejos de los vegetales como: Roseburia, Eubacterium rectale y Ruminococcus bromii; sin embarago la ingestión exuberante de fibra dietética, frutas y vegetales se vincula con incrementos relevantes de las especies fermentativas, trayendo como consecuencia, una mayor cantidad de Prevotella en la microbiota intestinal. (Wu et al., 2011).

Muchos de las pacientes con SOP poseen malos hábitos, como la veneración por los dulces, las grasas, falta de fibra dietética y escaso o ningún ejercicio físico, lo cual provoca un nocivo daño en la salud intestinal. (Halama et al., 2019; Zheng et al., 2021).

Investigaciones realizadas en ratas a base de una dieta rica en grasas se relacionó con un incremento de la microbiota proinflamatoria, como Clostridiales, Bacteroides y Enterobacteriales, y una disminución de la microbiota antiinflamatoria, como Lactobacillus, donde las concentraciones elevadas de glucosa, fructosa y sacarosa incrementaron la relativa abundancia de bifidobacterias y eliminaron la de bacteroides, y la carencia de fibra dietética podría beneficiar a una disminución en la producción de ácidos grasos de cadena corta, propiciándose un daño en la biosíntesis de los metabolitos intestinales. (Sun et al., 2021).

El síndrome de ovario poliquístico (SOP) también puede verse afectado por la alteración del estroboloma. Esta es el conjunto de bacterias capaces de modular la circulación enterohepática de los estrógenos y de esta manera influir en estos, además las bacterias del estroboloma producen beta- glucuronidasa, enzima que desconjuga los estrógenos, transformándolos en formas activas para unirse a sus receptores y secundariamente influir en todos sus procesos dependientes de la misma. (Dabek et al., 2008; Pollet et al., 2017; Velicer et al., 2004).

Si existe un equilibrio en la microbiota, el estroboloma produce beta-glucuronidasa suficiente para mantener la homeostasis estrogénica, sin embargo, cuando existe un desequilibrio en la microbiota (disbiosis), la actividad de esta enzima se ve alterada, conllevando a concentraciones de estrógenos en exceso (libre), derivándose en el desarrollo de patologías. (Baker & Al-Nakkash 2017; Lindheim et al., 2017).

Varias patologías se asocian con la disbiosis intestinal, lo que indica el papel central del microbioma intestinal en los efectos inducidos por exposición a disruptores endocrinos en el metabolismo humano (Galvez-Ontiveros et al., 2020); Por consiguiente, esta exposición a contaminantes ambientales puede propiciar alteraciones en el microbioma intestinal.

Claus Guillou & Ellero-Simatos 2016 manifiestan que "*el tracto digestivo es la primordial vía de acceso de los disruptores; no obstante, su absorción por medio de la pared intestinal es baja y son transportados por el desplazamiento peristáltico al intestino delgado distal y el ciego donde la flora microbiana es muy diversa y abundante, donde tienen la posibilidad de ser metabolizados de manera directa por la microbiota incrementando o reduciendo de esta forma su toxicidad para el huésped.*

Estos contaminantes son llevados a nivel hepático por la circulación portal donde permanecen conjugados, teniendo la posibilidad de excretarse en la bilis que ingresa posteriormente al intestino delgado donde la microbiota tiende para desconjugarlos restaurando de esta forma el compuesto original o generando nuevos metabolitos tóxicos.

Los disruptores endocrinos influyen en la composición y actividad metabólica de la microbiota intestinal, que paralelamente podrían tener una actividad interrumpida de los metabolitos o en la toxicidad de otros contaminantes metabolizados a nivel de la microbiota intestinal". (p.1-4)

Investigaciones demuestran que no solo están afectando los niveles de enzimas microbianas, sino, además los de enzimas hepáticas (Snedeker y Hay, 2012), donde esta exposición a disruptores alterarían las funcionalidades de la microbiota intestinal.

Guo et al., 2016; Baker & Al-Nakkash 2017 expresan que, las mujeres con SOP tienen un exceso de andrógenos en relación con los estrógenos, así como una microbiota intestinal alterada. Las investigaciones apuntan a que la microbiota intestinal alterada en las mujeres con SOP, puede promover un aumento de la biosíntesis de andrógenos y una disminución de los niveles de estrógenos a través de la disminución de la actividad beta-glucuronidasa. La modulación de la microbiota intestinal podría mejorar los ciclos estrales y disminuir la biosíntesis de andrógenos.

La microbiota humana juega un papel importante en el sistema hormonal y reproductivo, más allá del rol metabólico de la microbiota intestinal, capaz de determinar estados de salud (eubiosis) (García-Velasco, Menabrito & Catalán 2017) versus enfermedad (disbiosis) como concepto fisiológico universal. Los efectos del desbalance de la microbiota relacionados con el sistema reproductivo, contribuyen a desencadenar trastornos endocrinos y metabólicos como la vaginosis bacteriana (Vazquez, Fernández-Blázquez & García 2019), el síndrome de ovario poliquístico (Torres et al., 2018), la hiperplasia endometrial y endometriosis (Baker et al., 2017), incluso, varias comorbilidades como la obesidad (Fontané et al., 2018), la diabetes y el síndrome metabólico (Rondanelli et al., 2017).

El impacto fisiológico de la microbiota humana parece tener un rol inmunológico y metabólico activo determinante para la regulación del eje fisiológico hormonal. De esta forma, la microbiota parece regular los estrógenos circulantes por medio de la secreción de β-glucuronidasa que desconjuga los estrógenos y activándolos para unirse a sus receptores. No obstante, si se produce una disbiosis microbiana, como consecuencia poduciría una disminución de los estrógenos circulantes, dando lugar a probables enfermedades del aparato reproductor. (Ata et al., 2019; Ting et al., 2014; Rondanelli et al., 2017; Bernal et al., 2011).

3.4 Disruptores endocrinos, ovarios poliquísticos y su relación con el estrés oxidativo

Los disruptores endocrinos inducen el estrés oxidativo, situación derivada de una falta de compensación de la sobrecarga en la formación de radicales libres, agentes prooxidantes y un agotamiento de las defensas antioxidantes, alterándose así el balance entre los agentes oxidantes y las defensas antioxidantes, aunque los organismos que habitan en los ambientes acuáticos son los más propensos a las acciones tóxicas de los contaminantes químicos al estar expuestos por medio de los sedimentos, material particulado en suspensión, columnas de agua o el propio alimento contaminado. (González & Ochoa 2008; Buzzi et al., 2013).

Debe señalarse que el sistema de defensa antioxidante es un mecanismo que tienen las células para neutralizar a los radicales libres una vez que éstos se encuentran en grandes cantidades. En este sistema de protección antioxidante, toman gran importancia las especies antioxidantes, que se caracterizan por tener más afinidad por los radicales libres que cualquier otra molécula y, por consiguiente, reaccionar con la sustancia oxidante, cediéndole un electrón, oxidándose y transformándose en un radical libre no tóxico. (Rodríguez et al., 2003)

Ahora bien, Li et al., 2016, manifiesta que especies reactivas de oxígeno es un término usualmente utilizado en la medicina, terminología que se puede conceptualizar como especies reactivas que tienen dentro oxígeno, término colectivo que incluye superóxido, peróxido de hidrógeno, radical hidroxilo, radical peroxilo, radical alcoxilo, hidroperóxido lipídico, peroxinitrito, ácido hipocloroso y ozono (O_3). En ese sentido Snezhkina et al., 2019, define las especies reactivas de oxígeno son subproductos de los procesos metabólicos celulares habituales que se necesitan para producir energía para los procesos vitales. (Snezhkina et al., 2019).

La prueba actual además indica que las especies reactivas de oxígeno funcionan como relevantes reguladores fisiológicos de las vías de señalización intracelular. (Finkel 2011).

Resulta claro que, la oxidación es un proceso habitual en la función celular, sin embargo, una vez que hay un incremento, las funciones se alteran, dando lugar a señalizaciones celulares de que existe algo no va bien. La exposición a plaguicidas es capaz de variar el funcionamiento normal de diferentes órganos en el cuerpo humano, donde se incluyen:

los del sistema nervioso, endocrino, inmunológico, reproductivo, renal, cardiovascular y respiratorio y el incremento del estrés oxidativo sería el causante de todo ello. (Sule, Condon & Gomes 2022).

Sin duda alguna, el bajo peso molecular y la alta liposolubilidad de los pesticidas incrementa su nivel de absorción y toxicidad, donde los pesticidas organofosforados y carbamatos generan sus efectos por medio de la inhibición de las hidrolasas de éster de carboxilo, en especial la acetilcolinesterasa, que conduce a el almacenamiento de acetilcolina. (Cortés-Iza & Rodríguez 2018).

Además, algunos estudios han sugerido que la inhibición de la enzima acetilcolinesterasa está asociada con el aumento de ROS en trabajadores agrícolas expuestos a pesticidas y herbicidas. El estrés oxidativo puede ser inducido por un aumento en la peroxidación lipídica y una disminución en la capacidad antioxidante. (Ranjbar et al., 2002; Prakasam, Sethupathy & Lalitha 2001).

Para González & Ochoa 2008, los componentes ambientales modifican la tasa metabólica de los organismos y la de producción de especies reactivas de oxígeno. La exposición a contaminantes de procedencia antrópica en varios organismos, estimula el incremento de la formación intracelular de especies reactivas y exponen modificaciones en la actividad de sus defensas antioxidantes, niveles de producción de especies reactivas de oxígeno y vulnerabilidad a éstas. Investigaciones demuestran que los agentes contaminantes al llegar al ambiente: agua, suelo y aire, desencadenan el proceso de estrés oxidativo en organismos que ahí habitan y, son causantes de efectos en células y tejidos asociados a mutagénesis y carcinogénesis.

Evidentemente la toxicidad de los xenobióticos como consideran González & Ochoa 2008; Sayeed et al., 2003 está mediada por la formación de especies reactivas de oxígeno y nitrógeno, estos xenobióticos son capaces de inducir estrés oxidativo como consecuencia de un proceso cíclico y repetitivo, y al producirse la biotransformación, sufre la reducción por un electrón donado por la nicotinamida adenina dinucleótido fosfato reducido, transformándose luego en un intermediario o especie reactiva que puede ser un radical libre.

Dentro de este marco, Schieber & Chandel 2014, expresan que se generan en las reacciones catalizadas por la cadena de transporte de electrones, la nicotinamida adenina dinucleótido fosfato oxidasa y otras oxidasas especializadas y son un subproducto ineludible de muchas reacciones. No obstante, la cantidad de especies reactivas producida a nivel celular en condiciones normales es subjetivamente pequeña. Como tales, estas especies reactivas de oxígeno tienen la posibilidad de servir como moléculas de señalización en la regulación de los procesos biológicos y fisiológicos. (Schieber & Chandel 2014).

De hecho, existe evidencia que un mayor número de productos químicos agrícolas e industriales permanecen ingresando al medio ambiente y se absorben en los tejidos de los organismos, en especial los acuáticos. Metales de transición, hidrocarburos aromáticos policíclicos, pesticidas organoclorados y organofosforados, bifenilos policlorados, dioxinas y otros xenobióticos, juegan un papel fundamental en los puntos mecanicistas del daño oxidativo. Una pluralidad tan diversa de contaminantes estimula una diversidad de mecanismos de toxicidad, como el daño oxidativo de los lípidos de la membrana, el ADN, las proteínas y los cambios en las enzimas antioxidantes (Valavanidis et al., 2006).

El estrés oxidativo (EO) para (Sánchez-Valle & Méndez-Sánchez 2018; Escobar-Morreale et al., 2005), es definido como el desequilibrio entre una desmesurada formación de sustancias oxidantes y una limitada defensa de sustancias antioxidantes.

Ahora bien, (Gutteridge 1994; Halliwell, Gutteridge & Cross 1992) expresan que, aparte de la resistencia a la insulina y la inflamación crónica, el estrés oxidativo contribuye al SOP y a sus vinculaciones desde el punto de vista metabólico, ya que estos oxidantes son compuestos químicos que tienden a una ganancia de electrones perdiendo su carga positiva, integrándose productos derivados del metabolismo celular, como son las especies reactivas de oxígeno (ROS) que derivan del oxígeno molecular y las especies reactivas de nitrógeno que derivan del ácido nítrico. (Halliwell, Gutteridge & Cross 1992; Gutteridge 1994).

Murri et al., 2013, manifiestan que, a concentraciones moderadas, estas sustancias juegan un rol participativo en procesos fisiológicos, como la defensa contra agentes bilógicos y sistemas de señalización celular. No obstante, una vez que se muestran en exceso, los oxidantes perjudican el ácido desoxirribonucleico (ADN), los lípidos y las proteínas, alterando su funcionalidad. Generalmente, en el estrés oxidativo, hay distintas vías para la formación de especies reactivas capaces de oxidar lípidos, proteínas y ADN, en los cuales participan varias sustancias con capacidad antioxidante. (Murri et al., 2013).

Debe señalarse que varias investigaciones demuestran que el nivel del estrés oxidativo se encuentra significativamente elevado en mujeres portadoras del síndrome de ovario poliquístico si se compara con los de las pacientes sanas, cuando dicho estrés es evaluado por distintos marcadores de oxidación, como son los marcadores de oxidación de lípidos, de proteínas y del ADN, entre otros, y aunque el estrés oxidativo, es considerado como un inductor potencial de la patogenia del SOP, está aún indeterminado si los niveles anormales de este derivan del propio síndrome o si dichos niveles potencian las diversas complicaciones que sufren estas féminas. (Gustafsson et al., 2013).

Evidentemente la resistencia a la insulina estimula el estrés oxidativo pues la hiperglucemia y los ácidos grasos libres (AGL) conllevan a la producción de especies reactivas de oxígeno, una vez que este exceso de glucosa y de ácidos grasos libres se absorben a nivel celular, un enorme conjunto de metabolitos reducidos, como el ácido pirúvico y el acetil coenzima A, son transferidos a nivel mitocondrial para su proceso de oxidación, lo cual implicaría un crecimiento de la actividad de la cadena transportadora de electrones, resultando al final en un crecimiento de la producción de las especies reactivas de oxígeno. (Pisoschi & Pop 2015).

Por consiguiente, el estrés oxidativo se generaría si las enzimas reductoras, como la superóxido dismutasa, peroxidasa y catalasa, fracasaran al captar dicho exceso de las especies reactivas de oxígeno a nivel celular. (Fardoun 2007).

La resistencia a la insulina como es de conocimiento, según sostiene (March et al., 2010, Tursi et al., 2013), se acompaña generalmente con obesidad, estando presente en más del 50% de los pacientes obesos, por lo cual esta RI se considera como uno de los mecanismos por los que la obesidad contribuye al estrés oxidativo.

De esta manera Mahjoub & Masrour-Roudsari 2012 describe que una vez que la ingesta calórica supera el gasto energético, la disponibilidad de glucosa se ve incrementada (hiperglucemia) generando un aumento en la actividad del ciclo de Krebs con más producción de acetil-CoA (Acetilcoenzima A, es un compuesto orgánico que desempeña un papel clave en el metabolismo celular) y nicotinamida adenina dinucleótido mitocondrial. Esta acetil-CoA, derivada del metabolismo de la glucosa o de la beta-oxidación, se combina con el oxalacetato para conformar citrato, que entra en el ciclo de Krebs convirtiéndose en isocitrato.

En esa perspectiva la isocitrato deshidrogenasa dependiente de nicotinamida adenina produce nicotinamida adenina dinucleótido en exceso, al cambiar el isocitrato en α-cetoglutarato. Una vez que la nicotinamida adenina dinucleótido desmesurado no puede disiparse por fosforilación oxidativa, el gradiente de protones mitocondrial se incrementa y los electrones individuales se transfieren al oxígeno, ocasionando su oxidación parcial y la formación de especies reactivas de oxígenos que afectan multiples tejidos, resistencia a la insulina y alteraciones metabólicas de los hidratos de carbono. (García, Castillo & Almoguera 2017).

Kargar et al., 2021; Francisqueti et al., 2017; Carrier 2017; Rani et al., 2016 plantean que se ha relacionado al estrés oxidativo con alteraciones en los procesos metabólicos que contribuyen a la aparición de resistencia a la insulina, intolerancia a la glucosa, aumento y acumulación de grasa visceral y dislipidemias, principales factores de riesgo para el desarrollo de síndrome metabólico.

Ahora bien, Furukawa et al., 2017; Francisqueti et al., 2017, manifiestan que la expresión y activación excesiva de nicotinamida adenina dinucleótido fosfato oxidasa, aumenta el estrés oxidativo, provocando una producción desregulada de adipocitocinas proinflamatorias como la adiponectina, TNF-α, resistina, leptina, inhibidor 1 del activador del plasminógeno (PAI-1), IL-6 y la proteína quimiotáctica de los monocitos. Esta producción desregulada de adipocitocinas participa en la fisiopatología del síndrome metabólico asociado a la obesidad. El aumento de la producción de PAI-1 y TNF-α a partir del exceso de grasa contribuye al desarrollo de trombosis y RI. Mientras que la disminución de la adiponectina plasmática causa aterosclerosis y aumenta la RI en la obesidad.

Si bien es cierto, el radical del oxígeno juega un papel importante en la regulación de la glucosa. Por ejemplo, el peróxido de hidrógeno podría regular la liberación de insulina por parte de las células ß del páncreas estimulada por glucosa, y participar en la regulación de la vía de señalización. (Pi et al., 2007). En general, el sustrato del receptor de insulina es la clave de la patogénesis de la IR. (MacLaren et al., 2008).

Es por eso, que ante un incremento de RI, varias proteínas quinasas se activan para inducir la activación de serina/treonina del sustrato del receptor de insulina (IRS) e inhiben la fosforilación normal de la tirosina de dicho sustrato, reduciendo así la capacidad de éste para combinarse con el receptor de insulina. La supresión del sustrato del receptor de insulina activa la cascada del fosfatidil inositol 3-quinasa (PI3K); y finalmente la señal de la insulina al efector vía receptor-IRS-PI3K queda interrumpida. (Zuo, Zhu & Xu 2016).

Por lo tanto, el estrés oxidativo está íntimamente relacionado con la RI y es un importante inductor de ésta en el SOP a través del defecto del post-receptor de la insulina; por otro lado, este EO, aumentado en el SOP, fue descubierto por tener un rol en la patogénesis del cáncer (Krstić et al., 2015; Halliwell 2007).

Teniendo en cuenta lo manifestado por Ziech et al., 2011 los radicales libres podrían provocar cambios de los genes al atacar al ADN, produciéndole un daño, como, por ejemplo: rupturas en la hebra de ADN, mutaciones puntuales y entrecruzamientos aberrantes del ADN.

Como consecuencia de ello, las mutaciones en los protooncogenes y genes supresores del tumor posiblemente ocasionen la proliferación de células descontroladas, una vez que los mecanismos de reparación del ácido desoxirribonucleico se hayan interrumpido.

(Lebedeva, Eaton & Shadel 2009; Bartsch & Nair 2006); sin embargo, el EO podría provocar además cambios epigenéticos por la metilación del ADN, silenciando de esta forma genes supresores del tumor. (Franco et al., 2008; Donkena, Young & Tindall 2010; Diaz et al., 2021). Por consiguiente, el EO puede ser uno de los más grandes inductores del aumento del peligro de cáncer ginecológicos en pacientes con SOP.

Se ha demostrado que el aumento en los niveles de especies reactivas de oxígeno en las células de la granulosa de mujeres portadoras de SOP inducen considerablemente la apoptosis celular, lo que afectando la calidad de los ovocitos y reduciendo las posibilidades de embarazo en las pacientes sometidas a la terapéutica de fecundación in vitro. (Lai et al., 2018); por lo que se puede deducir que varios trastornos que acompañan al SOP, incluyendo: hiperandrogenismo, adiposidad abdominal, obesidad y la RI, pueden contribuir al desarrollo de un EO local y sistémico, el cual al mismo tiempo puede empeorar recíprocamente todas éstas anormalidades metabólicas, y todo ello en su conjunto favorecer las complicaciones cardiovasculares. (Teede et al., 2018; Kakoly et al., 2019).

Finalmente, es evidente que el EO regula varios mecanismos celulares en el SOP. El incremento de factores inflamatorios y biomarcadores de EO en pacientes con SOP puede predecir el desarrollo de enfermedad cardiovascular y la diabetes mellitus tipo 2. (Barcias & Miembro 2015; Hernández et al., 2011; Sachidanandam, Fagan & Ergul 2005).

3.5 Fisiopatología, manifestaciones clínicas, humorales y diagnóstico del SOP

El síndrome de ovario poliquístico (SOP) es un trastorno complejo, de causa multifactorial, poligénico con influencias ambientales. Ningún factor etiológico puede explicar por sí solo el espectro de las alteraciones que caracterizan al síndrome de ovario poliquístico que son:

- Componente genético (Zárate-Treviño et al., 2014).
- Ambiente intrauterino y sus implicaciones en el síndrome de ovario poliquístico.
- Alteraciones en la esteroideogénesis ovárica y adrenal.
- Disfunción neuroendocrina y componente metabólico

Su mecanismo fisiopatológico es complejo y está asociado a diversos componentes: genético, metabólico y ambiental (Mahalingaiah & Diamanti-Kandarakis 2015; Dumesic et al., 2015), aunque de manera general podemos decir que se destacan tres tipos de alteraciones: una disfunción neuroendocrina donde hay hipersecreción de hormona luteinizante (LH), existencia de trastorno metabólico dado por resistencia a la insulina e hiperinsulinemia y una disfunción de la esteroidogénesis y de la foliculogénesis ovárica.

(Dumesic et al., 2015). El ovario regula el ciclo genital femenino en sus tres niveles: hipotalámico, hipofisiario y ovárico. A nivel hipotalámico es secretado el elemento liberador de gonadotropinas (GnRH), que actúa sobre la hipófisis anterior (HA) o adenohipófisis regulando la producción de gonadotropinas: hormona folículo estimulante (FSH) y hormona luteinizante (LH) encargadas de la ovulación, incitando estas la liberación de hormonas esteroideas por parte del ovario, como los estrógenos y la progesterona, donde a través de un mecanismo de feed-back negativo, estas hormonas esteroideas detienen la producción de gonadotropinas, y éstas paralelamente inhiben la secreción de GnRH a nivel hipotalámico. (Witchel Oberfield & Peña 2019). Sin embargo, los andrógenos liberados por las células de la teca ovárica, no intervienen en el periodo menstrual, siendo los causantes de la aparición del hirsutismo y el acné. (Reddy et al., 2014).

Existe un trastorno metabólico que se origina por una resistencia a la insulina (RI) , provocando una hipersecreción de esta hormona, donde paralelamente a ello, se promueve una secreción significativa androgénica a nivel ovárico y suprarrenal, estimulándose así la secreción de la hormona luteinizante, reduciéndose la síntesis de globulina trasportadora de hormona sexual y la existencia de un incremento en la actividad biológica androgénica (Pérez & Maroto 2018).

La RI no es un componente por si mismo para establecer el diagnóstico del SOP, sin embargo, las pacientes con este síndrome poseen una alta incidencia de intolerancia a la glucosa y a la diabetes tipo 2 (Gaitan 2019).

La obesidad está presente aproximadamente en el 50% de estas pacientes, la RI en pacientes delgadas se manifiesta en alrededor de un tercio y existe un mayor riesgo para las dislipidemias, patología cardiovascular y diabetes mellitus (Mahalingaiah & Diamanti-Kandarakis 2015).

Ahora bien, otros de los componentes a destacar es la disfunción de la esteroidogénesis y foliculogénesis ovárica, caracterizada por una variación en la síntesis de andrógenos, lo cual está definido por citocromo P450c17 (esteroide 17 alfa-hidroxilasa/17,20 liasa), que es la enzima clave que regula la síntesis de andrógenos (ovario y suprarrenal). (Pérez & Maroto 2018). La actividad aumentada de los andrógenos ováricos y adrenales, afecta y modifica el desarrollo folicular y por ende la ovulación (Witchel, Oberfield & Peña 2019). Histológicamente se muestran folículos preantrales, de aspecto semejante a los normales, con detección del crecimiento y posterior degeneración (Pérez & Maroto 2018). De manera característica, se muestra un número incrementado de folículos

Manifestaciones clínicas, humorales y diagnóstico en el SOP

Lizneva et al., 2016 manifiesta que el hiperandrogenismo es una característica clave de esta endocrinopatía que contribuye a los fenotipos clínicos y la desregulación de la fertilidad. Ahora bien, para Diamanti-Kandarakis & Christakou 2009; Dunaif & Book 1997; Diamanti-Kandarakis & Dunaif 2012 la mayoría de las mujeres con SOP tienen resistencia a la insulina, lo que puede conducir al desarrollo de obesidad. (Rachoń & Teede 2010). Sin embargo, su prevalencia aumenta con el aumento de la tasa de obesidad. (Conway et al., 2014).

Una de las manifestaciones del síndrome de ovario poliquístico (SOP) es la infertilidad, y en la actualidad constituye la principal causa de infertilidad por anovulación, representando el 80% de los casos aproximadamente. (Vanhauwaert 2021).

Investigaciones científicas realizadas evidencian que las mujeres con este síndrome tienen la misma probabilidad de concebir un embarazo que las que no lo presentan, aunque, si lo logran, sería en edades más avanzadas, y necesitarían más probablemente, de una terapéutica para tratar la infertilidad. (Persson et al., 2019; Rees, Jenkins-Jones & Morgan 2016).

De igual manera Balen et al., 1995 manifiestan que, la función ovárica podría normalizarse posterior a los 35 años, producto de los cambios que acontecen en esta etapa a nivel endocrino, donde disminuye la producción androgénica.

De esta misma manera puede considerarse al SOP como un desorden endocrino que afecta alrededor del 5 – 10% (Amisi, 2022; Singh et al., 2022; Rudnicka et al., 2021; Khan et al., 2019; De Leo et al., 2016) de las mujeres en edad reproductiva. Este diagnóstico requiere al menos, dos de estas tres características: anovulación, hiperandrogenismo y ovarios poliquísticos (De Leo et al., 2016).

- Anovulación: ciclos ovulatorios irregulares que a menudo producen menstruaciones irregulares (Fica et al., 2008).
- Hiperandrogenismo: consiste en presentar niveles de andrógenos en el cuerpo más elevados de lo habitual (Diamanti-Kandarakis, 2008).
- Ovarios poliquísticos: ovarios cuyo volumen es más elevado de lo habitual y/o con numerosos folículos de terciarios de similar tamaño con las capas hiperplásicas (Qu & Donnelly, 2020)

Manifestaciones clínicas

- Oligomenorrea y/o Amenorrea (70-90%)
- Esterilidad (55-75%)
- Hirsutismo (60-90%)

- Obesidad (50%)
- Insulino resistencia (80%)
- Ovarios poliquísticos por ecografía (46%)

Exámenes de laboratorio (Winnykamien, Dalibón & Knoblovits 2017).

- Androstenediona.
- Dehidroepiandrosterona (DHEA).
- Hormona Folículo estimulante (FSH).
- Hormona Luteinizante (LH).
- Índice de andrógenos libres o índice de testosterona libre (FAI).
- Relación LH/FSH.
- Testosterona total.
- Globulina Fijadora de Hormonas sexuales (SHBG).
- 17 OH progesterona.
- Cortisol.
- Glucagón.
- Hormona adrenocorticotropa (ACTH).
- Insulina.
- Hormona estimulante de la tiroides (TSH).
- Triyodotironina libre (T3).
- Tiroxina libre (T4).
- Prolactina.
- Glucosa.
- Concentraciones de colesterol total y triglicéridos

Diagnóstico del SOP (Monter et al., 2017).

Aún no existe un consenso universal aceptado para su diagnóstico de confirmación, aunque los criterios mayormente utilizados son los del Consenso de Rotterdam, (Rotterdam ESHRE/ASRM-Sponsored PCOS Consensus Workshop Group 2004; ESHRE & ASRM-Sponsored PCOS Consensus Workshop Group 2004), que se deben cumplir dos de los tres criterios para su diagnóstico: hiperandrogenismo clínico o de laboratorio; presencia de oligo-anovulación presente en un gran porcentaje de la población afectada (70%); y aspecto poliquístico desde el punto de vista ecográfico de los ovarios. (Balen et al., 1995).

Subfenotipos basados en los criterios de Rotterdam:

- Subfenotipo A: Oligo-ovulación, hiperandrogenismo clínico o de laboratorio, eco compatible con SOP.
- Subfenotipo B: Oligo-ovulación, hiperandrogenismo clínico o de laboratorio.
- Subfenotipo C: Hiperandrogenismo clínico o de laboratorio, eco compatible con SOP.
- Subfenotipo D: Oligo-ovulación, eco compatible con SOP. (DY, 2013).

Criterios diagnósticos del síndrome metabólico (Janghorbani et al., 2017).

- Circunferencia abdominal mayor a 88 centímetros (cm).
- Presión arterial mayor o igual a 130/85 mmHg.
- Triglicéridos con cifras mayor o igual a 150 mg/dl.
- Colesterol HDL (Lipoproteínas de alta densidad) < 40 mg/dl.
- Glicemia en ayunas mayor o igual a 100 mg/dl.

3.6 Infertilidad, componente genético y complicaciones metabólicas en el SOP

La infertilidad vinculada a este síndrome obedece a diferentes mecanismos, entre los que resaltan la disfunción ovulatoria, la variación del desarrollo endometrial, la insulinorresistencia, bases genéticas, hiperandrogenismo, alteraciones metabólicas, disruptores endocrinos, su efecto en la esteroidogénesis ovárica y suprarrenal. Esta asociación con resultados obstétricos adversos, incluyen el aumento de la pérdida precoz del embarazo (Tandulwadkar, Lodha & Mangeshikar 2014), tales como aborto espontáneo en el primer trimestre de gestación (3) el cual ocurre en el 30 %-50 % de las mujeres con SOP en comparación con el 10 %-15 % de las mujeres normales.

En la fisiopatología probable para pérdida precoz del embarazo, encontramos que el aumento de la resistencia a la insulina pudiera jugar un papel esencial en el desarrollo de aborto espontáneo (Sirmans & Pate 2014).

La génesis que no permite que se efectúe la ovulación, es el desequilibrio entre la FSH y LH, quienes se encargan de regular el ciclo menstrual, donde el incremento de la FSH permite el desarrollo folicular y, a continuación, el ascenso de la LH provoca la expulsión del óvulo durante la fase ovulatoria del ciclo. (Ventura-Arizmendi & Hernández-Valencia 2019; Pérez & Maroto 2018; Sirmans & Pate 2014).

Existen diferentes mecanismos relacionados a la infertilidad en el síndrome de ovarios poliquístico. Ver tabla # 5.

Mecanismo	Características fundamentales de cada mecanismo	Bibliografía
Bases genéticas	Madres, padres, hermano/as e hijo/as de pacientes con SOP tienen mayor riesgo de tener SOP o alteraciones fenotípicas y metabólicas relacionadas.	Carey, A. H., Chan, K. L., Short, F., White, D., Williamson, R., & Franks, S. (1993). Evidence for a single gene effect causing polycystic ovaries and male pattern baldness. Clinical endocrinology, 38(6), 653-658.
	Genes relacionados a funciones neuroendocrinas, metabólicas y reproductivas.	Day, F., Karaderi, T., Jones, M. R., Meun, C., He, C., Drong, A., ... & Welt, C. K. (2018). Large-scale genome-wide meta-analysis of polycystic ovary syndrome suggests shared genetic architecture for different diagnosis criteria. PLoS genetics, 14(12), e1007813.
		Hiam, D., Moreno-Asso, A., Teede, H. J., Laven, J. S., Stepto, N. K., Moran, L. J., & Gibson-Helm, M. (2019). The genetics of polycystic ovary syndrome: an overview of candidate gene systematic reviews and genome-wide association studies. *Journal of clinical medicine*, 8(10), 1606.
Epigenética	En modelos animales, la exposición a andrógenos en el útero produce alteraciones estructurales y funcionales, similares a las manifestaciones del SOP en humanos	Raperport, C., & Homburg, R. (2019). The source of polycystic ovarian syndrome. Clinical Medicine Insights: Reproductive Health, 13, 1179558119871467.
		Carmina, E. (2015). Reproductive system outcome among patients with polycystic ovarian syndrome. Endocrinology and Metabolism Clinics, 44(4), 787-797.
Hiperandrogenismo	El aumento de LH estimula la producción de andrógenos ováricos. Las células de la Teca en pacientes con SOP, producen más andrógenos y mantienen una hipersecreción persistente in vitro, lo que sugiere un	Baskind, N. E., & Balen, A. H. (2016). Hypothalamic–pituitary, ovarian and adrenal contributions to polycystic ovary syndrome. Best Practice & Research Clinical Obstetrics & Gynaecology, 37, 80-97.

	defecto intrínseco.	
	El hiperinsulinismo es el estímulo extra ovárico más importante del hiperandrogenismo del SOP. La insulina aumenta la biodisponibilidad de IGF-1 (insulin-like growth factor 1) y (insulin-like growth factor 2), los cuales también estimulan la síntesis de andrógenos ováricos	Baskind, N. E., & Balen, A. H. (2016). Hypothalamic–pituitary, ovarian and adrenal contributions to polycystic ovary syndrome. Best Practice & Research Clinical Obstetrics & Gynaecology, 37, 80-97.
Alteraciones metabólicas	Las pacientes con SOP, independiente de su IMC, tienen hasta un 80% insulino resistencia periférica (IR) e hiperinsulinemia. La hiperinsulinemia induce hiperandrogenismo ovárico y adrenal	Sheehan, M. T. (2004). Polycystic ovarian syndrome: diagnosis and management. Clinical Medicine & Research, 2(1), 13-27.
Disfunción neuroendocrina	Aumentan los niveles plasmáticos de la hormona luteinizante (LH) y el índice LH/FSH.	Ruddenklau, A., & Campbell, R. E. (2019). Neuroendocrine impairments of polycystic ovary syndrome. Endocrinology, 160(10), 2230-2242.
Inflamación crónica	Elevación de parámetros inflamatorios como: recuento leucocitario, proteína C reactiva (PCR), IL-6, IL-18 y TNF-α. No se conoce realmente en la actualidad, si constituyen una causa o una consecuencia de este síndrome.	Rudnicka, E., Kunicki, M., Suchta, K., Machura, P., Grymowicz, M., & Smolarczyk, R. (2020). Inflammatory markers in women with polycystic ovary syndrome. BioMed Research International, 2020.
Aborto recurrente	Entre 30 y 80% entre las mujeres con SOP presentan abortos recurrentes, donde la etiología de estos abortos no está dada por un mayor número de aneuploidías	van der Spuy, Z. M., & Dyer, S. J. (2004). The pathogenesis of infertility and early pregnancy loss in polycystic ovary syndrome. Best Practice & Research Clinical Obstetrics & Gynaecology, 18(5), 755-771. Weghofer, A., Munne, S., Chen, S., Barad, D., & Gleicher, N. (2007). Lack of association between polycystic ovary syndrome and embryonic aneuploidy. Fertility and sterility, 88(4), 900-905.

Disruptores endocrinos	**Factores ambientales también pueden alterar la regulación del eje hipotálamo-hipófisis. Aunque es difícil aislar estos factores, existen estudios que sugieren que algunos de ellos podrían contribuir al desarrollo de la infertilidad del SOP**	**Zhang, B., Zhou, W., Shi, Y., Zhang, J., Cui, L., & Chen, Z. J. (2020). Lifestyle and environmental contributions to ovulatory dysfunction in women of polycystic ovary syndrome. BMC Endocrine Disorders, 20(1), 1-7.**
Alteraciones tempranas del desarrollo folicular	Desde el punto de vista histológico, el número total de folículos primordiales es igual en mujeres sanas y con SOP; aunque, en el SOP hay un aumento de folículos primarios y secundarios detenidos en su desarrollo y responden al estímulo con gonadotropinas	Webber, L. J., Stubbs, S. A., Stark, J., Margara, R. A., Trew, G. H., Lavery, S. A., ... & Franks, S. (2007). Prolonged survival in culture of preantral follicles from polycystic ovaries. The Journal of Clinical Endocrinology & Metabolism, 92(5), 1975-1978.
	La causa de estas alteraciones tempranas es multifactorial	Dumesic, D. A., Oberfield, S. E., Stener-Victorin, E., Marshall, J. C., Laven, J. S., & Legro, R. S. (2015). Scientific statement on the diagnostic criteria, epidemiology, pathophysiology, and molecular genetics of polycystic ovary syndrome. Endocrine reviews, 36(5), 487-525.

Tabla # 5. Mecanismos relacionados a la infertilidad en el síndrome de ovarios poliquístico.

Fuente: Elaborado por el autor

Síndrome de ovario poliquístico y su componente genético

El síndrome de ovario poliquístico es una enfermedad multifactorial, donde varios genes susceptibles han sido identificados como contribuyentes a esta patología, tales como: CYP19, CYP17 (citocromo P450 17- hidrolasa), CYP11a (citocromo P450 21-hidrolasa), CYP21 (-citocromo P450 21- hidrolasa) y FST (folistatina).

Gen	Características	Bibliografía
CYP19	Es responsable de la síntesis de la aromatasa, un miembro de la familia de enzimas del citocromo P450 que cataliza la biosíntesis de estrógenos a partir de esteroides C19. Es inducido por FSH y está presente en varios tejidos diferentes, incluyendo glándulas suprarrenales, músculos, placenta, piel, tejido adiposo y nervioso. Investigaciones demuestran la asociación del inicio del SOP a un defecto en la actividad de la aromatasa de CYP19	Rui, W., Sheng, Y., Hu, R., Miao, Y., Han, Y., Guo, X., ... & Yang, Q. (2015). Association of single nucleotide polymorphisms in the CYP19A1 gene with female pattern hair loss in a Chinese population. Dermatology, 231(3), 239-244. Afifi, L., Saeed, L., Pasch, L. A., Huddleston, H. G., Cedars, M. I., Zane, L. T., & Shinkai, K. (2017). Association of ethnicity, Fitzpatrick skin type, and hirsutism: a retrospective cross-sectional study of women with polycystic ovarian syndrome. International journal of women's dermatology, 3(1), 37-43.
CAPN10	Codifica para la calpaína 10, proteasa cisteína dependiente de calcio que juega un papel importante en la secreción y acción de la insulina, entre otras funciones	Ustianowski, P., Malinowski, D., Kopytko, P., Czerewaty, M., Tarnowski, M., Dziedziejko, V., ... & Pawlik, A. (2021). ADCY5, CAPN10 and JAZF1 Gene Polymorphisms and Placental Expression in Women with Gestational Diabetes. Life, 11(8), 806.
CYP21	Existe una mayor frecuencia de heterocigosidad para mutaciones en el gen de la 21-hidroxilasa (CYP21) en mujeres con SOP y niñas adolescentes portadoras de hiperandrogenismo, generándose una secreción excesiva de andrógenos adrenales en los portadores heterocigóticos	Witchel, S. F., Kahsar-Miller, M., Aston, C. E., White, C., & Azziz, R. (2005). Prevalence of CYP21 mutations and IRS1 variant among women with polycystic ovary syndrome and adrenal androgen excess. Fertility and sterility, 83(2), 371-375.

	obligados de la mutación CYP21. La insulina podría desempeñar un papel en la estimulación directa de la secreción de andrógenos adrenales por la corteza suprarrenal; donde la unión de la insulina a su receptor inicia una serie de eventos, incluida la fosforilación del receptor de insulina proteínas de sustrato (proteína: IRS; gen: IRS), que juega un papel importante en el sistema esquelético y muscular, mientras que IRS-2 es importante a nivel hepático, en el ovario y células pancreáticas.	Calzada Leon, R. (2019). Hiperplasia suprarrenal congénita. Scarfò, G., Daniele, S., Fusi, J., Gesi, M., Martini, C., Franzoni, F., ... & Artini, P. G. (2022). Metabolic and Molecular Mechanisms of Diet and Physical Exercise in the Management of Polycystic Ovarian Syndrome. Biomedicines, 10(6), 1305.
CYP17	Codifica la 17-alfa-hidroxilasa esteroidea, también conocida como esteroide 17-alfa-monooxigena-sa, que interviene tanto en la actividad de la 17-alfa-hi-droxilasa como en la de la 17,20-liasa. Estas funciones permiten que, las glándulas suprarrenales y las gónadas sinteticen tanto glucocorticoides 17-alfa-hidroxilado. En células SOP la actividad promotora de CYP17 basal y estimulada por forskolina fue cuatro veces superior que en células de teca aisladas de ovarios normales. La transcripción de este gen basal y dependiente de cAMP se incrementa en las células de la teca del SOP; existiendo una regulación diferencial de	Afifi, L., Saeed, L., Pasch, L. A., Huddleston, H. G., Cedars, M. I., Zane, L. T., & Shinkai, K. (2017). Association of ethnicity, Fitzpatrick skin type, and hirsutism: a retrospective cross-sectional study of women with polycystic ovarian syndrome. International journal of women's dermatology, 3(1), 37-43.
	Se encarga de codificar una	Tong, Y., Lin, Y., Zhang, Y., Yang, J., Zhang, Y., Liu, H., & Zhang, B. (2009).

Calpaína 10	proteasa cisteina intracelular que desempeña un papel fisiológico en el metabolismo de la glucosa mediado por la insulina y la secreción de insulina en las células beta pancreáticas. Otros investigadores lograron reproducir la contribución del SNP UCSNP-43 de Calpaina-10 en enfermedad cardiovascular y metabólica en mujeres jóvenes con SOP asociándolo al hiperandrogenismo.	Association between TCF7L2gene polymorphisms and susceptibility to type 2 diabetes mellitus: a large human genome epidemiology (HuGE) review and meta-analysis. BMC medical genetics, 10(1), 1-25. Ramos, R. B., Fabris, V. C., Brondani, L. D. A., & Spritzer, P. M. (2015). Association between rs7903146 and rs12255372 polymorphisms of transcription factor 7-like 2 gene and polycystic ovary syndrome: a systematic review and meta-analysis. Endocrine, 49(3), 635-642. Horikawa, Y., Oda, N., Cox, N. J., Li, X., Orho-Melander, M., Hara, M., ... & Bell, G. I. (2000). Genetic variation in the gene encoding calpain-10 is associated with type 2 diabetes mellitus. Nature genetics, 26(2), 163-175.
Gen de globulina transportadora de hormona sexual (SHBG):	Codifica un polipéptido de aminoácidos que regula la biodisponibilidad de los esteroides sexuales en particular andrógenos (testosterona) y estrógeno Los niveles de SHBG en mujeres con SOP se encuentran disminuidos, lo cual se ha atribuido a un efecto inhibidor de la hiperinsulinemia en la producción hepática. Los estudios sugieren que las variaciones genéticas de SHBG contribuyen tanto a la biodisponibilidad de andrógenos como a su impacto en el ámbito metabólico, teniendo relación con insulinoresistencia y Diabtes mellitus tipo 2.	Wickham III, E. P., Ewens, K. G., Legro, R. S., Dunaif, A., Nestler, J. E., & Strauss III, J. F. (2011). Polymorphisms in the SHBG gene influence serum SHBG levels in women with polycystic ovary syndrome. The Journal of Clinical Endocrinology & Metabolism, 96(4), E719-E727. Ambros, V. (2001). microRNAs: tiny regulators with great potential. Cell, 107(7), 823-826.

INS	Está localizado en el cromosoma 11p15,5 (IDDM2), se expresa en las células beta y en el timo humano. Este gen codifica para una proteína llamada proinsulina, que es la precursora de la insulina.	Ajmal, N., Khan, S. Z., & Shaikh, R. (2019). Polycystic ovary syndrome (PCOS) and genetic predisposition: A review article. European journal of obstetrics & gynecology and reproductive biology: X, 3, 100060 Ovies Carballo, G., Martínez de Sandelices, A., Monteagudo Peña, G., & Sardiñas Díaz, I. (2011). Bases genéticas del síndrome de ovarios poliquísticos. Revista Cubana de Endocrinología, 22(3), 255-265.
FSHR	Codifica para el receptor de la hormona foliculoestimulante. Desempeña un papel importante en el crecimiento folicular y la esteroidogénesis ovárica; donde sus mutaciones o polimorfismos pueden afectar a la capacidad reproductiva	Singhasena, W., Pantasri, T., Piromlertamorn, W., Samchimchom, S., & Vutyavanich, T. (2014). Follicle-stimulating hormone receptor gene polymorphism in chronic anovulatory women, with or without polycystic ovary syndrome: a cross-sectional study. Reproductive Biology and Endocrinology, 12(1), 1-7. Laven, J. S. (2019). Follicle stimulating hormone receptor (FSHR) polymorphisms and polycystic ovary syndrome (PCOS). Frontiers in Endocrinology, 10, 23.
FTO	Codifica para la dioxigenasa dependiente de alfa-cetoglutarato, y se utiliza como marcador en obesidad y diabetes mellitus tipo 2, ya que determinados polimorfismos están relacionados con estas patologías. Este gen está localizado en el cromosoma 16q12.2, SNP rs9939609, especialmente el alelo A y otras variantes se han	Ajmal, N., Khan, S. Z., & Shaikh, R. (2019). Polycystic ovary syndrome (PCOS) and genetic predisposition: A review article. European journal of obstetrics & gynecology and reproductive biology: X, 3, 100060 Harris, F., Biswas, S., Singh, J., Dennison, S., & Phoenix, D. A. (2006). Calpains and their multiple roles in diabetes mellitus. Annals of the New York Academy of Sciences, 1084(1), 452-480.

	asociado a obesidad y diabetes mellitus tipo 2. Diversas investigaciones evidencian la asociación del gen FTO rs9939609 como factor genético importante en presencia de obesidad y síndrome metabólico en mujeres con SOP.	Frayling, T. M., Timpson, N. J., Weedon, M. N., Zeggini, E., Freathy, R. M., Lindgren, C. M., ... & McCarthy, M. I. (2007). A common variant in the FTO gene is associated with body mass index and predisposes to childhood and adult obesity. Science, 316(5826), 889-894. Li, H., Kilpeläinen, T. O., Liu, C., Zhu, J., Liu, Y., Hu, C., ... & Loos, R. J. F. (2012). Association of genetic variation in FTO with risk of obesity and type 2 diabetes with data from 96,551 East and South Asians. Diabetologia, 55(4), 981-995. Wojciechowski, P., Lipowska, A., Rys, P., Ewens, K. G., Franks, S., Tan, S., ... & Malecki, M. T. (2012). Impact of FTO genotypes on BMI and weight in polycystic ovary syndrome: a systematic review and meta-analysis. Diabetologia, 55(10), 2636-2645.
Fibrilina-3 (FBN3):	Gen localizado en el cromosoma 19p13.2, muy cercano (1Mb) al gen del receptor de insulina, está asociado al fenotipo reproductivo y metabólico en SOP. Se encuentra especialmente asociado a resistencia a la insulina en mujeres con SOP y disfunción beta pancreática. Este gen codifica la proteína fibrillina, cuyo dominio de unión al factor de crecimiento transformante βeta (TGFβ), controla importantes funciones como la foliculogénesis y el desarrollo de islotes pancreáticos; además se relaciona con la prevalencia de enfermedad tiroidea autoinmune en pacientes con SOP.	Kahn, C. R., Flier, J. S., Bar, R. S., Archer, J. A., Gorden, P., Martin, M. M., & Roth, J. (1976). The syndromes of insulin resistance and acanthosis nigricans: insulin-receptor disorders in man. New England Journal of Medicine, 294(14), 739-745. Diamanti-Kandarakis, E., & Dunaif, A. (2012). Insulin resistance and the polycystic ovary syndrome revisited: an update on mechanisms and implications. Endocrine reviews, 33(6), 981-1030. Findlay, J. K., Drummond, A. E., Dyson, M. L., Baillie, A. J., Robertson, D. M., & Ethier, J. F. (2002). Recruitment and development of the follicle; the roles of the transforming growth factor-β superfamily. Molecular and cellular

		endocrinology, 191(1), 35-43. Erickson, G. F., Chung, D. G., Sit, A., DePaolo, L. V., Shimasaki, S., & Ling, N. (1995). Ovary: Follistatin concentrations in follicular fluid of normal and polycystic ovaries. Human Reproduction, 10(8), 2120-2124. Erickson, G. F., Chung, D. G., Sit, A., DePaolo, L. V., Shimasaki, S., & Ling, N. (1995). Ovary: Follistatin concentrations in follicular fluid of normal and polycystic ovaries. Human Reproduction, 10(8), 2120-2124.

Tabla # 6. Genes implicados en el desarrollo del SOP.

Fuente: Elaborado por el autor

Complicaciones metabólicas en el SOP

Resistencia a la insulina: La insulina es una hormona anabólica secretada por las células â del páncreas en respuesta a diversos estímulos, siendo la glucosa el más relevante Su principal función es mantener la homeostasis glicémica y de otros sustratos energéticos. (Orci 1985).

La resistencia a insulina (RI) según Barber et al., 2021, es una condición que se caracteriza por una actividad disminuida de la insulina a nivel celular, y que se expresa en diferentes vías metabólicas, específicamente a nivel del metabolismo glucídico, lipídico y proteico, afectándose fundamentalmente el hígado, músculo y tejido adiposo, aunque podrían implicarse otros sistemas. (Barber et al., 2021).

Rojas et al., 2014, definen la RI como la incapacidad que tiene la célula para responder de manera adecuada a la señalización de la insulina. La RI se encuentra estrechamente vinculada a la hiperinsulinemia, dislipidemias e hipertensión arterial, y constituye un factor de riesgo importante para la enfermedad cardiovascular. (Genoni et al., 2017).

Castro et al., 2014 manifiestan que *"se hace evidente, esta incapacidad de la célula para dar una respuesta adecuada, por el estado de hiperglucemia, producto a la disminución de la absorción de glucosa en la musculatura estriada, sumado a su producción endógena a nivel hepático.*

En un espectro más extenso, la disrupción en la señalización de la insulina conlleva a una variación en el metabolismo lipídico y de proteínas, incrementándose la lipólisis, reduciéndose la síntesis proteica y la masa pancreática entre otras diversas alteraciones, las cuales conforman componentes de riesgo para el desarrollo del síndrome metabólico y la patología cardiovascular.

En ese sentido el tejido adiposo juega un rol clave en la patogenia de la RI y está enormemente vinculado con el sobrepeso y la obesidad; los adipocitos hipertróficos disfuncionales, localizados primordialmente en el tejido adiposo visceral y subcutáneo, tienen una alta actividad lipolítica resultando en un incremento de los ácidos grasos libres que favorecen la resistencia hepática a la insulina, así como una secreción modificada de adipoquinas y citoquinas, quienes participan en los procesos de señalización de esta hormona" (p.516-517).

En pacientes obesas y con SOP independientemente del índice de masa corporal (IMC), se han constatado concentraciones elevadas del factor de necrosis tumoral α (TNFα). Debe destacarse que en pacientes diabéticos y obesos se ha demostrado la asociación del TNFα con la RI, debido a la fosforilación de serina en el receptor de sustrato de insulina tipo 1 (IRS-1); por lo tanto, este suceso conlleva a una disminución del receptor transportador de glucosa GLUT 4. (Rojas et al., 2014; González 2012).

Ahora bien, de acuerdo con Rojas et al., 2014; González et al., 2012 " *la RI conduce a la hiperinsulinemia, gracias a una liberación compensatoria y a una depuración inferior de esa hormona, por una limitada captación por parte de los tejidos.*

El incremento en las concentraciones de insulina lleva a una producción androgénica superior ya que se incrementa la frecuencia de los pulsos de la hormona luteinizante (LH) secundaria al estímulo de la hormona liberadora de gonadotropinas (GnRH) a nivel hipotalámico.

La insulina además incrementa la androgenemia por su impacto directo en el ovario, aumentando la transcripción de la proteína esteroidogénica aguda, involucrada en el transporte de colesterol a nivel mitocondrial; donde la hiperandrogenemia es la responsable de las manifestaciones típicas del SOP y que paralelamente empeora la resistencia insulínica, donde los ácidos grasos libres circulantes van incrementándose, además los andrógenos juegan un rol importante y tienen un impacto significativo en el descenso de la sensibilidad insulínica a nivel de la fibra muscular tipo I (denominadas también fibras lentas, que contienen un gran número de mitocondrias, un metabolismo aeróbico alto y una mayor resistencia a la fatiga)". (p.515-517)

La resistencia a la insulina, una característica reconocida del 50 al 80 % de las mujeres con SOP. Diversas investigaciones demuestran esta realidad de la RI e hiperinsulinemia compensatoria en pacientes delgadas y con obesidad con SOP, en alrededor del 40 y 80% respectivamente Davinelli et al., 2020) , donde el mecanismo de esta resitencia estaría dado por una anomalía de alianza en la transducción de señales mediada por los receptores de la insulina. (Dunaif & Finegood 1996; Mortada & Williams 2015; Dumitrescu et al., 2015); hay una menor sensibilidad a la insulina que conduce a hiperglucemia e hiperinsulinemia (Homburg 2009). Este último aumenta el hiperandrogenismo en el SOP, debido a que la insulina estimula la producción de andrógenos a nivel ovárico. (Wallach et al.,1988; Nestler, Clore & Blackard 1989), promoviendo además la anovulación. (Robinson et al., 1993, Dunaif et al., 1987).

Polyzos et al., 2012 manifiestan que, aunque los mecanismos subyacentes a la resistencia a la insulina no se comprenden en su totalidad, investigaciones epidemiológicas y desde el punto de vista toxicológico evidencias que existe una participación de varios disruptores endocrinos en este proceso, así como las comorbilidades en relación de la obesidad, diabetes mellitus tipo 2 y patología cardiovascular.

El Bisphenol A (BPA) juega un papel fundamental en el desarrollo de la resistencia a la insulina (RI) en la obesidad infantil, por medio del decrecimiento de la secreción de adiponectina fundamentalmente (Menale et al., 2017, Menale et al., 2015), promoviendo condiciones de tipo inflamatorias, incrementando sustancialmente el riesgo de diabetes tipo 2 y patología cadiovascular. (Hugo et al., 2008; Ben-Jonathan, Hugo & Brandebourg 2009).

La adiponectina también conocida como Acrp30, AdipoQ, apM1 o GBP-28, es una proteína de 244 aminoácidos y 30 kDa, quien es una hormona sensibilizadora a la insulina y antiinflamatoria secretada por el tejido adiposo que tiene un inmenso potencial como objetivo terapéutico de una multitud de enfermedades relacionadas con la obesidad, incluida la diabetes tipo 2, aterosclerosis y enfermedades cardiovasculares. Los niveles alterados de adipocitoquinas en suero pueden jugar un papel importante en la resistencia a la insulina relacionada con el BPA, ya que promueven el estrés oxidativo, la inflamación y la interrupción de la adipogénesis. (Polyzos et al., 2012; Rutkowska & Diamanti-Kandarakis 2016).

Estas adiponectinas están correlacionadas con el peso corporal: medido por el índice de masa corporal (IMC), la circunferencia abdominal, la trigliceridemia, insulinemia y la RI; estas se hallan implicadas en la regulación del peso corporal (leptina, adiponectina), activación del sistema inmunológico, Factor de Necrosis Tumoral alfa (TNF-α) quien es una citoquina proinflamatoria secretada en el sistema inmunitario por monocitos, macrófagos, linfocitos T y B, células NK, leucocitos polimorfonucleares y otros tipos celulares como los adipocitos, interleuquinas 1 y 6 (IL-1 IL-6), resistina (ADSF por sus siglas en inglés: Adipose Tissue Specific Secretory Factor) y la función vascular (angiotensina, PAI-1). (Sirimi & Goulis 2010).

Al existir una hiperplasia del tejido adiposo, se dispara la producción y liberación de adiponectina: uno de los más importantes productos hormonales de este tejido (Meyer et al., 2013). Paralelamente, la adiponectina beneficia la proliferación de los adipocitos, junto con una mejor y adecuada respuesta de la periferia al accionar insulínico (Fu et al., 2005). A medida que, esta hipertrofia frena y bloquea la acción de la adiponectina (Engin 2017), desregula la producción y liberación de la leptina, induciendo un estado de resistencia a la leptina (Gruzdeva et al., 2019). incrementándose la aparición de adipoquinas pro-inflamatorias y pro-resistivas. (Unamuno et al., 2018).

De acuerdo con Martínez-Hernández et al., 2019 "*los efectos de AdipoQ en la sensibilidad a la insulina están mediados, en cierta forma, por su capacidad activadora de la proteína cinasa activada por AmP (AmPK) a nivel de la musculatura esquelética y hepática, ya que la activación de AmPK favorece al incremento en la oxidación de ácidos grasos y la absorción de glucosa en el tejido muscular; así como, a la inhibición de la gluconeogénesis hepática.*

La adiponectina media la activación de AmPK por medio de interrelaciones con sus receptores de la superficie celular: receptor de adiponectina 1 y 2. Investigaciones demuestran que, en las células del músculo esquelético, la adiponectina incrementa la concentración de Ca2+ intracelular y la actividad de la proteína cinasa dependiente de calcio/calmodulina (CamKK), AmPK y sirtuina 1(sIRT1): que son proteínas deacetilasas de histonas tipo III, están involucradas en la relación entre balance energético y transcripción génica, permitiendo que la célula responda a la restricción calórica y sobreviva a situaciones de estrés oxidativo, lo cual eleva la expresión y actividad del coactivador 1α de PPARγ (PPARγC1α): es el regulador principal de la gluconeogénesis hepática, lo que induce un aumento de la expresión génica de la gluconeogénesis". (p.392-393). Ver imagen # 5

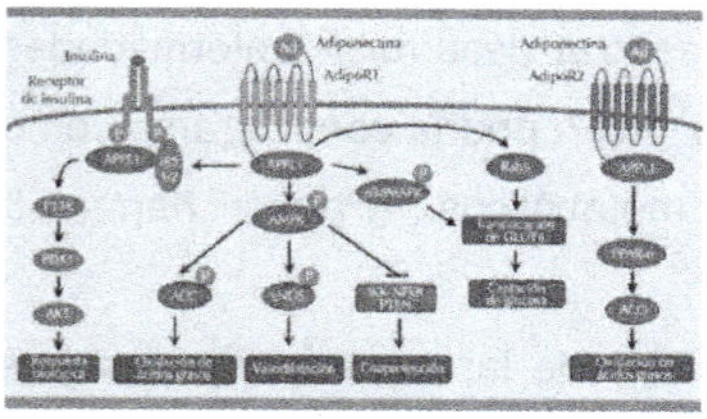

Imagen # 5. Adiponectina y metabolismo
Tomado de: Martínez-Hernández et al., (2019).

Dislipidemias: Desde el punto de vista de Ebrahimi-Mamaghani et al., 2015 *"alrededor del 70% de las féminas con SOP muestran al menos una variación en su perfil lipídico, siendo más prevalente en las que presentan obesidad; de igual manera se ha demostrado en esta población niveles más elevados de lipoproteínas de baja densidad (low density lipoprotein, LDL) y triglicéridos, así como una disminución de las lipoproteínas de alta densidad (high density lipoprotein, HDL) independientemente del IMC.*
La RI e hiperinsulinemia compensatoria presentan una interacción positiva con las cifras de colesterol total, LDL y triglicéridos, además de una relación negativa en las cifras de HDL, gracias a una estimulación de la lipolisis y una expresión alterada de la lipoproteína lipasa y la lipasa hepática". (p.517)

Diabetes mellitus tipo 2: El SOP es considerado por la Federación Universal de Diabetes y la Sociedad Americana de Diabetes como un componente de riesgo no modificable para el desarrollo de diabetes mellitus tipo 2, aumentando su incidencia de 5 a 10 veces mayor. (Galazis et al., 2013).
Es la patología que más se vincula a nivel mundial con la RI, (Estrada et al., 2022), donde su prevalencia ha aumentado exponencialmente, y aunque se ha establecido el tamizaje para la diabetes mellitus tipo 2 con la determinación de glucosa plasmática en ayunas o de hemoglobina glicosilada (HbA1c), así como la realización de la prueba de tolerancia a la glucosa oral (PTGO), esta metodología aún pasa por alto muchos casos. (Gar et al., 2018).

Rodgers et al., 2019 indica que las pacientes con SOP tienen un riesgo cuatro veces mayor de padecer diabetes tipo 2, independientemente del peso corporal. (Rodgers et al., 2019). La resistencia insulínica periférica y la disfunción de la célula beta pancreática, constituyen comorbilidades con frecuencia en el SOP, y ejercen un rol fundamental para el desarrollo de trastornos metabólicos como la diabetes mellitus tipo 2. (Orio et al., 2016).

La carga genética de mujeres con SOP aumenta el riesgo a desarrollar enfermedades metabólicas como diabetes mellitus tipo 2, y a su vez, el SOP podría considerarse como marcador de afección familiar al identificar riesgos metabólicos. (Parets, Ferrer, & González 2022).

La resistencia a la insulina está presente hasta en el 80% de las damas dañadas y la disfunción de las células β del páncreas se relacionan poderosamente con la aparición de diabetes mellitus tipo 2; los dos componentes se hallan presentes en la fisiopatología de este síndrome (Ávila et al., 2014).

Las condiciones más sensibles a estas féminas para desarrollar alteraciones en el metabolismo de los carbohidratos son la historia familiar de diabetes, la edad, la obesidad y en especial el exceso de tejido adiposo visceral. Investigaciones demuestran el vínculo de la historia familiar de diabetes mellitus tipo 2 con la existencia de esta patología en mujeres con SOP. (Lerchbaum et al., 2014).

Enfermedad cardiovascular y cerebrovascular: El SOP se ha asociado con la aparición de enfermedad cardio-cerebro vascular en mujeres de edad fértil. Las mujeres con SOP tienden a presentar hiperinsulinemia y dislipidemias, dos factores importantes en el desarrollo de alteraciones vasculares (Hyderali & Mala 2015).

Las mujeres con SOP debido al aumento en la prevalecía de síndrome metabólico y enfermedad coronaria tiene mayor riesgo de desarrollar un evento cardiaco. Estas pacientes con SOP desarrollan aterosclerosis prematura, que a su vez contribuye como factor de riesgo cardiovascular. (Glintborg et al., 2015; Haehner et al., 2021).

Hiperandrogenismo: La alteración hormonal más destacada por sus repercusiones es el hiperandrogenismo, el cual hace a las pacientes más susceptibles para desarrollar complicaciones a corto y largo plazo. En pacientes con SOP se ha asociado a un peor perfil metabólico y de sensibilidad a la insulina en comparación con las pacientes sanas y las pacientes sin hiperandrogenismo que también padecen SOP, sin embargo, estas últimas pacientes presentan niveles de insulina mayores que las mujeres sanas, por lo que no se descarta el riesgo metabólico en este grupo de pacientes. (Ortiz-Flores et al., 2020). La alteración desde el punto de vista hormonal más relevante por sus implicaciones es el hiperandrogenismo, el cual hace a las pacientes más propensas para desarrollar complicaciones a corto y largo plazo. En pacientes con SOP se asocia a un peor perfil metabólico y de sensibilidad a la insulina en relación con pacientes sanas y sin hiperandrogenismo que además sufren de ovarios poliquísticos, no obstante, estas últimas pacientes muestran niveles de insulina superiores que las mujeres sanas. (O'Reilly et al., 2014; Jamil et al., 2015).

3.7 Tratamiento

Debe tenerse presente la heterogeneidad de fenotipos, de un enfoque individualizado y del seguimiento a las pacientes a lo largo de toda vida, destinado básicamente en corregir el hiperandrogenismo, los trastornos menstruales, las alteraciones metabólicas, así como la ovulación en los casos que desee embarazarse (Conway et al., 2014). Dentro de los objetivos a tener en cuenta están:

- Corregir los trastornos menstruales.
- Frenar la producción androgénica.
- Mejorar o detener el hirsutismo.
- Prevenir las complicaciones del síndrome metabólico.
- Reducir los riesgos endometriales por falta de oposición de la progesterona.
- Restablecimiento de la fertilidad.

No farmacológico: (Conway et al, 2014).

- Dieta baja en calorías y en grasa para disminuir la resistencia a la insulina.
- Vitamina D: Varias investigaciones vinculan la vitamina D con la dislipidemia, hirsutismo, hiperandrogenismo, RI, inflamación, obesidad, e infertilidad. Valores menores a 30 ng/ml son considerados como insuficientes. Esta modula la homeostasis glucosa-insulina a través del receptor VDR presente en las células beta de Langerhans del páncreas y en las células del músculo liso, por lo que mejora la resistencia a la insulina. (Unfer et al., 2022; Di Bari & Benvenga 2022; Patra et al., 2012). La administración de vitamina D_3 al inicio de la fase lútea se correlaciona con una tasa de éxito mayor, en la implantación del producto de la concepción; sin embargo, niveles deficientes se asocian a mayor riesgo de aborto y pérdida de embarazo recurrente, además existe una relación directamente proporcional entre la ovulación y sus niveles séricos, de ahí su implicación en la fertilidad. Dosis: 200 a 4000 UI/diario o de 20000 a 50000 UI/semana (Unfer et al., 2022; Di Bari & Benvenga 2022; Patra et al., 2012; Osibogun, Ogunmoroti & Michos 2020).
- Actividad física (aeróbica): La pérdida de peso de hasta un 5% con respecto al peso basal, produce una disminución significativa en los niveles séricos androgénicos, disminución en los valores del perfil lipidico y descenso en la

insulina, mejorando de manera inmediata la sintomatología y de las posibilidades de que comiencen ciclos ovulatorios. (Balen & Rajkowha 2003). Sin embargo, para Homburg 2003, una baja entre el 5 y 10% del peso en un período de seis meses, permite restablecer la función ovárica en un 50% de las pacientes aproximadamente, incluso muchas de logran un embarazo de manera espontánea.

- Probióticos: La administración de probióticos disminuyen la inflamación crónica, ya que restablecen el equilibrio en términos de microbiota en pacientes con SOP. (Wang et al., 2021). La administración de estos como: Bifidobacterium lactis y Faecalibacterium prausnitzii trasciende en la composición de la microbiota en pacientes con SOP, beneficiando la relación entre la hormona luteinizante y foliculoestimulante (LH/FSH) y alcanzando un perfil no inflamatorio a nivel de los mediadores celulares y citoquinas. (Vanhauwaert 2021; Zhang et al., 2019; Maldonado-Gómez et al., 2016)

Tratamiento farmacológico:

Hormonal: La administración de anticonceptivos hormonales constituyen el tratamiento de elección en el SOP, ya que restituyen generalmente los ciclos menstruales eficientemente, mejoran considerablemente el hirsutismo por su efecto inhibidor de la hormona luteinizante, suprimen el metabolismo androgénico y al disminuir el número de receptores de la 5a-reductasa en la piel, beneficia al acné. (Poretsky et al., 1999; Goodman et al., 2001); debe comenzarse con dosis bajas que irán incrementándose de acuerdo a las necesidades de cada paciente.

Ahora bien, es válido destacar que las progestinas protegen el endometrio por su accionar en oposición a los efectos proliferativos estrogénico, pero a la vez tienen efecto negativo en los parámetros metabólicos, al aumentar la resistencia a la insulina y los niveles de triglicéridos. (Azziz & Adashi 2016).

Tratamiento de la anovulación (inductores de la ovulación)

El citrato de clomifeno, considerado el tratamiento de elección en la infertilidad de origen anovulatorio asociado al SOP. Actúa como un anti-estrógeno uniéndose a los receptores hipotalámicos, lo cual disminuye el mecanismo de retroalimentación negativa ejercida por los estrógenos endógenos, aumentando la secreción de GnRH, que a su vez estimula la secreción de LH y FSH. (Azargoon, Ghorbani & Faraji 2013), para precisamente estimular el desarrollo folicular, en esta población de mujeres que típicamente tienen concentraciones subóptimas de esta hormona (FSH). (Balen et al.,

2016). También puede realizarse inducción de la ovulación con gonadotropinas, donde se consigue tasas superiores de embarazo. Tienen la posibilidad de usarse como droga de segunda línea o inclusive de primera línea si se cuenta con la experiencia necesaria, previo el consentimiento de la paciente por los altos costos y el monitoreo contínuo, así como las complicaciones que podrían aparecer complicaciones en relación a la ovulación multifolicular. (Costello et al., 2019).

En relación a aquellas pacientes portadoras del SOP, que no logren embarazarse por medio de inductores de la ovulación y necesitan de técnicas de reproducción asistida hasta diez veces más que las que no tienen este síndrome. (Palomba, Daolio & La Sala 2017).

Para Qiao & Feng 2011, las pacientes SOP que se someten a fertilización in vitro poseen un mayor número de ovocitos, empero menos son de buena calidad; menores tasas de fertilización; un crecimiento en la fragmentación embrionaria; y menores tasas de blastulación y de implantación.

El tratamiento de la infertilidad en el SOP va encaminado a: cambios de estilos de vida, terapéutica medicamentosa con inductores de la ovulación, tratamiento quirúrgico, técnicas de reproducción asistida y maduración de ovocitos in vitru. (Teede et al., 2018).

Otros medicamentos

Metformina: Lindsay & Loeken (2017; Manique & Ferreira 2022).

- Reduce la producción hepática de glucosa por inhibición de gluconeogénesis. A nivel muscular incrementa la sensibilidad a insulina y mejora de captación de glucosa periférica y su utilización.
- Retrasa la absorción intestinal de glucosa, mejorando rápidamente los niveles de insulina en sangre, la presión arterial y también el perfil lipídico. Además de no ser un inductor de la ovulación, mejora significativamente los niveles de la ovulación.

Dosis: como agente único: 500 mg – 850mg/día.

Antiandrogénicos

Este tratamiento está indicado sobre todo en aquellas pacientes que no tengan éxito con el tratamiento hormonal (anticonceptivos hormonales) y los cambios es su estilo de vida. El tratamiento con espironolactona y finasteride son una buena opción, ya que en su mecanismo de acción antagonizan la activación del receptor androgénico en los folículos pilosos y glándulas sebáceas. Estos medicamentos actúan a nivel de las glándulas sebáceas y los folículos pilosos, donde antagonizan la activación del receptor androgénico. (Briden, Shirin & Prior 2020).

Independientemente de su acción diurética la espironolactona, es antagonista del receptor de los mineralocorticoides, utilizada en la terapéutica del hirsutismo y el acné vulgar (Basu et al., 2021; Garg et al., 2021).

Glintborg & Andersen 2020; Adeyanju et al., 2019, manifiestan que en investigaciones científicas actuales se ha demostrado un efecto metabólico, ya que disminuye la resistencia a la insulina y mejora la dislipidemia. La dosis más utilizada es de 100-200 mg/dia, por vía oral.

El finasteride inhibe la 5a-reductasa tipo II humana (presente en el folículo piloso) con una selectividad 100 veces mayor que la 5a-reductasa tipo I humana, y bloquea la conversión periférica de testosterona en dihidrotestosterona, por lo que mejora el acné y el hirsutismo. (Goodman et al., 2015).

Estatinas

Estos medicamentos tienen la posibilidad de dar muchas ventajas para las mujeres con SOP debido a que disminuyen el hiperandrogenismo al reducir la producción androgénica en las células de la teca intersticiales del ovario, producen optimización de los perfiles lipídicos al inhibir de manera competitiva la 3-hidroxi-3-metilglutarilcoenzima A reductasa, interfiriendo con la síntesis de colesterol, sobre todo lipoproteínas de suero de baja densidad o LDL y los triglicéridos, aunque no poseen ningún impacto sobre la lipoproteína de alta densidad o HDL. (Quintero & Egleet 2015).

De igual manera, reducen los niveles de diversos marcadores de la inflamación y la disfunción endotelial como: proteína C reactiva, insulina en ayunas, IL-1β, IL-6, y TNF-α (18). No obstante, según no optimizan la regularidad del periodo menstrual, hirsutismo, el índice de masa corporal, acné y ovulación. (Azargoon Ghorbani & Faraji 2013; Quintero & Egleet 2015).

Tratamiento quirúrgico:

Realiza perforación de la corteza ovárica con electro-bisturí (drilling), procedimiento tan efectivo como las gonadotrofinas y sin el riesgo de que exista posteriormente un embarazo múltiple, aunque en la actualidad es un procedimiento de segunda línea que consiste en la punción selectiva de los ovarios (4 a 10 punciones) con láser o diatermia con hook (vía laparoscópica), facilitando una disminución en las hormonas masculinizantes, aunque podría afectar el parénquima ovárico y la reserva folicular asociada en ocasiones a falla ovárica precoz. (Teede et al., 2018), que de acuerdo a varias investigaciones tendría un impacto negativo derivado de la menopausia precoz con repercusiones importantes en la calidad de vida y en la incidencia de síndrome metabólico con todas sus manifestaciones. (Debras et al., 2019).

Cirugía bariátrica

Utilizada en aquellas pacientes obesas con un índice de masa corporal que supere los 40 kg/m^2, donde su pérdida de peso corporal no ha sido significativa posterior a los cambios en su estilo de vida, mejorando considerablemente las tasas de ovulación y embarazos, optimización en su perfil lipídico a largo plazo, disminuyendo el nivel androgénico y la RI, mejora el perfil lipídico a largo plazo, reduce los niveles androgénicos y la resistencia a la insulina; así como minimizando el riesgo de preeclampsia y diabetes gestacional. (Jin & Xie 2018; Mitra, Nayak & Agrawal 2015; Skubleny et al., 2016; Conway et al., 2014).

Referencias bibliográficas

A Polyzos, S., Kountouras, J., Deretzi, G., Zavos, C., & S Mantzoros, C. (2012). The emerging role of endocrine disruptors in pathogenesis of insulin resistance: a concept implicating nonalcoholic fatty liver disease. Current molecular medicine, 12(1), 68-82. https://doi.org/10.2174/156652412798376161

Abramovich, D. N., Parborell, M. F. A., & Tesone, M. (2006). Estudio de la foliculogénesis y apoptosis ovárica luego de la administración intraovárica de un inhibidor de VEGF (R1/Fc Chimera). https://ri.conicet.gov.ar/handle/11336/52031

Adams, J., Polson, D. W., Abdulwahid, N., Morris, D. V., Franks, S., Mason, H. D., ... & Jacobs, H. S. (1985). Multifollicular ovaries: clinical and endocrine features and response to pulsatile gonadotropin releasing hormone. *The Lancet, 326*(8469-8470), 1375-1379. https://doi.org/10.1016/S0140-6736(85)92552-8

Adeyanju, O. A., Falodun, T. O., Fabunmi, O. A., Olatunji, L. A., & Soladoye, A. O. (2019). Very low dose spironolactone protects experimentally-induced polycystic ovarian syndrome from insulin-resistant metabolic disturbances by suppressing elevated circulating testosterone. Chemico-Biological Interactions, 310, 108742. https://doi.org/10.1016/j.cbi.2019.108742

Alonso-Magdalena, P., García-Arévalo, M., Quesada, I., & Nadal, A. (2015). Bisphenol-A treatment during pregnancy in mice: a new window of susceptibility for the development of diabetes in mothers later in life. Endocrinology, 156(5), 1659-1670. https://doi.org/10.1210/en.2014-1952

Alonso-Magdalena, P., Morimoto, S., Ripoll, C., Fuentes, E., & Nadal, A. (2006). The estrogenic effect of bisphenol A disrupts pancreatic β-cell function in vivo and induces insulin resistance. Environmental health perspectives, 114(1), 106-112. https://doi.org/10.1289/ehp.8451

Alonso-Magdalena, P., Vieira, E., Soriano, S., Menes, L., Burks, D., Quesada, I., & Nadal, A. (2010). Bisphenol A exposure during pregnancy disrupts glucose homeostasis in mothers and adult male offspring. Environmental health perspectives, 118(9), 1243-1250. https://doi.org/10.1289/ehp.1001993

Alonso-Magdalena, P., Vieira, E., Soriano, S., Menes, L., Burks, D., Quesada, I., & Nadal, A. (2010). Bisphenol A exposure during pregnancy disrupts glucose homeostasis in mothers and adult male offspring. Environmental health perspectives, 118(9), 1243-1250. https://doi.org/10.1289/ehp.1001993

Álvarez Calatayud, G., Guarner, F., Requena, T., & Marcos, A. (2018). Dieta y microbiota. Impacto en la salud. Nutricion hospitalaria, 35(SPE6), 11-15. https://dx.doi.org/10.20960/nh.2280

Amano, I., Takatsuru, Y., Khairinisa, M. A., Kokubo, M., Haijima, A., & Koibuchi, N. (2018). Effects of mild perinatal hypothyroidism on cognitive function of adult male offspring. Endocrinology, 159(4), 1910-1921. https://doi.org/10.1210/en.2017-03125

Amanvermez, R., & Tosun, M. (2016). An update on ovarian aging and ovarian reserve tests. *International journal of fertility & sterility*, *9*(4), 411. https://www.ncbi.nlm.nih.gov/pmc/articles/PMC4793161/

Amir, S., Shah, S. T. A., Mamoulakis, C., Docea, A. O., Kalantzi, O. I., Zachariou, A., ... & Tsatsakis, A. (2021). Endocrine disruptors acting on estrogen and androgen pathways cause reproductive disorders through multiple mechanisms: a review. International Journal of Environmental Research and Public Health, 18(4), 1464. https://www.mdpi.com/1660-4601/18/4/1464

Andrade, D. M. M. (2010). Revisión bibliográfica de la problemática de los ftalatos y sus efectos en la salud pública (Doctoral dissertation, Uniandes).

Araújo, C. V., & Cedeño-Macias, L. A. (2016). Heavy metals in yellowfin tuna (Thunnus albacares) and common dolphinfish (Coryphaena hippurus) landed on the Ecuadorian coast. Science of the Total Environment, 541, 149-154. https://doi.org/10.1016/j.scitotenv.2015.09.090

Aris, A. Z., Shamsuddin, A. S., & Praveena, S. M. (2014). Occurrence of 17α-ethynylestradiol (EE2) in the environment and effect on exposed biota: a review. Environment international, 69, 104-119. https://doi.org/10.1016/j.envint.2014.04.011

Arvelo, F., Sojo, F., & Cotte, C. (2016). Contaminación, disruptores endocrinos y cáncer. Investigación Clínica, 57(1), 77-92. http://ve.scielo.org/scielo.php?script=sci_arttext&pid=S0535-51332016000100009&lng=es&tlng=es.

Ata, B., Yildiz, S., Turkgeldi, E., Brocal, V. P., Dinleyici, E. C., Moya, A., & Urman, B. (2019). The endobiota study: comparison of vaginal, cervical and gut microbiota between women with stage 3/4 endometriosis and healthy controls. Scientific reports, 9(1), 1-9. https://www.nature.com/articles/s41598-019-39700-6

Ávila, M. A. P. D., Bruno, R. V., Barbosa, F. C., Andrade, F. C. D., Silva, A. C. D. O., & Nardi, A. E. (2014). Polycystic ovary syndrome: implications of metabolic dysfunction. Revista do Colégio Brasileiro de Cirurgiões, 41, 106-110.

Axelstad, M., Hass, U., Scholze, M., Christiansen, S., Kortenkamp, A., & Boberg, J. (2018). EDC IMPACT: Reduced sperm counts in rats exposed to human relevant mixtures of endocrine disrupters. Endocrine connections, 7(1), 139-148. https://ec.bioscientifica.com/view/journals/ec/7/1/EC-17-0307.xml

Azargoon, A., Ghorbani, R., & Faraji, Z. (2013). Effects of Simvastatin Pretreatment on Clomiphene Response in Clomiphene–Resistant Women with Polycystic Ovary Syndrome. Journal of Family & Reproductive Health, 7(4), 165. https://www.ncbi.nlm.nih.gov/pmc/articles/PMC4064748/

Azziz, R. (2018). Síndrome de ovario poliquístico. Obstet Gynecol, 132, 321-6. https://journals.lww.com/greenjournal/Documents/Aug2018_Translation_Azziz.pdf

Azziz, R., & Adashi, E. Y. (2016). Stein and Leventhal: 80 years on. American journal of obstetrics and gynecology, 214(2), 247-e1. https://doi.org/10.1016/j.ajog.2015.12.013

Baerwald, A. R., Adams, G. P., & Pierson, R. A. (2012). Ovarian antral folliculogenesis during the human menstrual cycle: a review. *Human reproduction update*, *18*(1), 73-91. https://doi.org/10.1093/humupd/dmr039

Baker, J. M., & Al-Nakkash, L. (2017). Herbst-Kralovet. Estrogen–gut microbiome axis: Physiological and clinical implications. Maturitas, 103, 45-53. https://doi.org/10.1016/j.maturitas.2017.06.025

Balen, A. H., Conway, G. S., Kaltsas, G., Techatraisak, K., Manning, P. J., West, C., & Jacobs, H. S. (1995). Andrology: Polycystic ovary syndrome: the spectrum of the disorder in 1741 patients. Human reproduction, 10(8), 2107-2111. https://doi.org/10.1093/oxfordjournals.humrep.a136243

Balen, A. H., Morley, L. C., Misso, M., Franks, S., Legro, R. S., Wijeyaratne, C. N., ... & Teede, H. (2016). The management of anovulatory infertility in women with polycystic ovary syndrome: an analysis of the evidence to support the development of global WHO guidance. Human reproduction update, 22(6), 687-708. https://doi.org/10.1093/humupd/dmw025

Balen, A., & Rajkowha, M. (2003). Polycystic ovary syndrome—a systemic disorder?. Best Practice & Research Clinical Obstetrics & Gynaecology, 17(2), 263-274. https://doi.org/10.1016/S1521-6934(02)00119-0

Barber, T. M., Kyrou, I., Randeva, H. S., & Weickert, M. O. (2021). Mechanisms of insulin resistance at the crossroad of obesity with associated metabolic abnormalities and cognitive dysfunction. International Journal of Molecular Sciences, 22(2), 546. https://doi.org/10.3390/ijms22020546

Barcias, A. J., & Miembro, M. I. E. (2015). Fisiopatología de la diabetes mellitus tipo 2 (DM2). Revista Médica Endocrino Colombia, 10(sSuppl).

Barker, D. J. (2007). The origins of the developmental origins theory. Journal of internal medicine, 261(5), 412-417. https://doi.org/10.1111/j.1365-2796.2007.01809.x

Barrera, C. A. B. (2022). Alfredo Jácome Roca, MD, FACP Carlos Alfonso Builes Barrera, MD. Fisiología endocrina, 66.

Barrett, E. S., & Sobolewski, M. (2014, May). Polycystic ovary syndrome: do endocrine-disrupting chemicals play a role?. In Seminars in reproductive medicine (Vol. 32, No. 03, pp. 166-176). Thieme Medical Publishers. https://www.thieme-connect.com/products/ejournals/abstract/10.1055/s-0034-1371088

Barros, N., Carvalho, M., Silva, C., Fontes, T., Prata, J. C., Sousa, A., & Manso, M. C. (2019). Environmental and biological monitoring of benzene, toluene, ethylbenzene and xylene (BTEX) exposure in residents living near gas stations. Journal of toxicology and environmental health, Part A, 82(9), 550-563. https://doi.org/10.1080/15287394.2019.1634380

Bartsch, H., & Nair, J. (2006). Chronic inflammation and oxidative stress in the genesis and perpetuation of cancer: role of lipid peroxidation, DNA damage, and repair. Langenbeck's Archives of Surgery, 391(5), 499-510. https://link.springer.com/article/10.1007/s00423-006-0073-1

Basu, P., Elman, S. A., Abudu, B., Beckles, A., Salian, P., Yanes, D. A., ... & Reynolds, R. V. (2021). High-dose spironolactone for acne in patients with polycystic ovarian syndrome:

A single-institution retrospective study. Journal of the American Academy of Dermatology, 85(3), 740-741. https://doi.org/10.1016/j.jaad.2019.07.102

Baz, B., Riveline, J. P., & Gautier, J. F. (2016). Gestational diabetes mellitus: definition, aetiological and clinical aspects. Eur J Endocrinol, 174(2), R43-51. https://zums.ac.ir/files/metabolic/files/30.pdf

Bazaco Puerta, P. (2020). Toxicidad del bisfenol a sobre la salud de las mujeres: una visión enfermera. https://uvadoc.uva.es/handle/10324/41912

Ben-Jonathan, N., Hugo, E. R., & Brandebourg, T. D. (2009). Effects of bisphenol A on adipokine release from human adipose tissue: Implications for the metabolic syndrome. Molecular and cellular endocrinology, 304(1-2), 49-54. https://doi.org/10.1016/j.mce.2009.02.022

Bern, H., Colborn, T., & Clement, C. (1992). Chemically-Induced Alterations in Sexual and Functioal Development: The Wildlife/Human Connection.

Bernal, J., Mendiola, J. A., Ibáñez, E., & Cifuentes, A. (2011). Advanced analysis of nutraceuticals. Journal of pharmaceutical and biomedical analysis, 55(4), 758-774. https://doi.org/10.1016/j.jpba.2010.11.033

Birks, L., Casas, M., Garcia, A. M., Alexander, J., Barros, H., Bergström, A., ... & Vrijheid, M. (2016). Occupational exposure to endocrine-disrupting chemicals and birth weight and length of gestation: a European meta-analysis. Environmental health perspectives, 124(11), 1785-1793. https://ehp.niehs.nih.gov/doi/full/10.1289/EHP208

Bloom, M. S., Fujimoto, V. Y., Storm, R., Zhang, L., Butts, C. D., Sollohub, D., & Jansing, R. L. (2017). Persistent organic pollutants (POPs) in human follicular fluid and in vitro fertilization outcomes, a pilot study. Reproductive Toxicology, 67, 165-173. https://doi.org/10.1016/j.reprotox.2017.01.004

Borja-Serrano, P., Ochoa-Herrera, V., Maurice, L., Morales, G., Quilumbaqui, C., Tejera, E., & Machado, A. (2020). Determination of the microbial and chemical loads in rivers from the Quito capital province of Ecuador (Pichincha)—A preliminary analysis of microbial and chemical quality of the main rivers. International journal of environmental research and public health, 17(14), 5048. https://www.mdpi.com/1660-4601/17/14/5048

Bosch, R. J., Quiroga, B., Muñoz-Moreno, C., Olea-Herrero, N., Arenas, M. I., González-Santander, M., ... & Saura, M. (2016). Bisphenol A: An environmental factor implicated in renal vascular damage. Nefrología (English Edition), 36(1), 5-9. https://www.revistanefrologia.com/en-bisphenol-a-an-environmental-factor-articulo-S2013251416000109

Boyle, J., & Teede, H. J. (2012). Polycystic ovary syndrome: an update. Australian family physician, 41(10), 752-756. https://search.informit.org/doi/abs/10.3316/informit.805604754087626

Braun, J. M., Sathyanarayana, S., & Hauser, R. (2013). Phthalate exposure and children's health. Current opinion in pediatrics, 25(2), 247. https://www.ncbi.nlm.nih.gov/pmc/articles/PMC3747651/

Braun, T., Ehrlich, L., Henrich, W., Koeppel, S., Lomako, I., Schwabl, P., & Liebmann, B. (2021). Detection of microplastic in human placenta and meconium in a clinical setting. Pharmaceutics, 13(7), 921. https://doi.org/10.3390/pharmaceutics13070921

Brede, C., Fjeldal, P., Skjevrak, I., & Herikstad, H. (2003). Increased migration levels of bisphenol A from polycarbonate baby bottles after dishwashing, boiling and brushing. Food Additives & Contaminants, 20(7), 684-689. https://doi.org/10.1080/0265203031000119061

Bredfeldt, T. G., Greathouse, K. L., Safe, S. H., Hung, M. C., Bedford, M. T., & Walker, C. L. (2010). Xenoestrogen-induced regulation of EZH2 and histone methylation via estrogen receptor signaling to PI3K/AKT. Molecular endocrinology, 24(5), 993-1006. https://doi.org/10.1210/me.2009-0438

Briden, L., Shirin, S., & Prior, J. C. (2020). The central role of ovulatory disturbances in the etiology of androgenic polycystic ovary syndrome (PCOS)—Evidence for treatment with cyclic progesterone. Drug Discovery Today: Disease Models, 32, 71-82. https://doi.org/10.1016/j.ddmod.2020.11.008

Broekmans, F. J., Kwee, J., Hendriks, D. J., Mol, B. W., & Lambalk, C. B. (2006). A systematic review of tests predicting ovarian reserve and IVF outcome. Human reproduction update, 12(6), 685-718. https://academic.oup.com/humupd/article/12/6/685/624882?login=false

Broer, S. L., Broekmans, F. J., Laven, J. S., & Fauser, B. C. (2014). Anti-Müllerian hormone: ovarian reserve testing and its potential clinical implications. Human reproduction update, 20(5), 688-701. https://doi.org/10.1093/humupd/dmu020

Bulun, S. E., Chen, D., Moy, I., Brooks, D. C., & Zhao, H. (2012). Aromatase, breast cancer and obesity: a complex interaction. Trends in Endocrinology & Metabolism, 23(2), 83-89. https://doi.org/10.1016/j.tem.2011.10.003

Burger, J. (2008). Assessment and management of risk to wildlife from cadmium. Science of the Total Environment, 389, 37-45. https://doi.org/10.1016/j.scitotenv.2007.08.037

BURGHEN, G. A., GIVENS, J. R., & KITABCHI, A. E. (1980). Correlation of hyperandrogenism with hyperinsulinism in polycystic ovarian disease. *The Journal of Clinical Endocrinology & Metabolism*, *50*(1), 113-116. https://doi.org/10.1210/jcem-50-1-113

Buzzi, N., Diodato, S., Severini, M. F., Amin, O., Comoglio, L., & Marcovecchio, J. (2013). ESTUDIOS ECOTOXICOLÓGICOS CON ESPECIES ESTUARIALES. Procesos Químicos en Estuarios.

Cagiao, J. M. C. (2012). Diseño de un medio definido para la maduración in vitro de ovocitos bovinos en baja tensión de oxígeno (Doctoral dissertation, Universidade de Santiago de Compostela). https://dialnet.unirioja.es/servlet/dctes?codigo=109357

Calafat, A. M., Ye, X., Wong, L. Y., Reidy, J. A., & Needham, L. L. (2008). Exposure of the US population to bisphenol A and 4-tertiary-octylphenol: 2003–2004. Environmental health perspectives, 116(1), 39-44. https://doi.org/10.1289/ehp.10753

Calderón-de la Cruz, C. A., López-Córdova, G., & Millones-Sánchez, E. (2021). Hallazgo fortuito de mercurio en el apéndice de una paciente con cáncer de ovario, residente de la Sierra peruana. Patología, 59, 1-5. http://www.revistapatologia.com/content/250319/2021/2574.pdf

Cano-Sancho, G., Salmon, A. G., & La Merrill, M. A. (2017). Association between exposure to p, p′-DDT and its metabolite p, p′-DDE with obesity: integrated systematic review and meta-analysis. Environmental health perspectives, 125(9), 096002. https://doi.org/10.1289/EHP527

Cao, Y., Qu, X., Ming, Z., Yao, Y., & Zhang, Y. (2018). The correlation between exposure to BPA and the decrease of the ovarian reserve. International Journal of Clinical and Experimental Pathology, 11(7), 3375. https://www.ncbi.nlm.nih.gov/pmc/articles/PMC6962857/

Capecce, E., Pelanda, M., Dicugno, M., de Sampaio, E. G., Buongiorno, G., Corazza, N., ... & Ruibal, G. (2016). La hormona antimülleriana como marcador de función ovárica. Revista argentina de endocrinología y metabolismo, 53(3), 106-113. https://doi.org/10.1016/j.raem.2016.06.003

Caporale, N., Leemans, M., Birgersson, L., Germain, P. L., Cheroni, C., Borbély, G., ... & Testa, G. (2022). From cohorts to molecules: Adverse impacts of endocrine disrupting mixtures. Science, 375(6582), eabe8244. https://www.science.org/doi/abs/10.1126/science.abe8244

Carlson Bruce, M. (2014). Embriología humana y biología del desarrollo Edición en español de la 5. ª edición de la obra original en inglés Human Embryology and Developmental Biology Copyright© 2014 by Saunders, an imprint of Elsevier Inc. https://aprobemosjuntos.files.wordpress.com/2018/03/embrio-carlson.pdf

Carlson, B. M. (2019). Embriología humana y biología del desarrollo. Elsevier.

Caro Bautista, L. A. (2017). Biología del desarrollo humano. https://digitk.areandina.edu.co/bitstream/handle/areandina/1384/Biología%20Del%20Desarrollo%20Humano.pdf?sequence=1

Carranza, J. A. S. (2021). Los disruptores endocrinos: un problema creciente pero desconocido para la mayoría de los sanitarios. FMC-Formación Médica Continuada en Atención Primaria, 28(3), 143-150. https://doi.org/10.1016/j.fmc.2020.07.007

Carrier, A. (2017). Metabolic syndrome and oxidative stress: a complex relationship. Antioxidants & redox signaling, 26(9), 429-431. https://doi.org/10.1089/ars.2016.6929

Carson, R. (1962). The Silent Spring (La Primavera Silenciosa). Versión en español en Biblioteca UNGS.

Castro, A. V. B., Kolka, C. M., Kim, S. P., & Bergman, R. N. (2014). Obesity, insulin resistance and comorbidities–Mechanisms of association. *Arquivos Brasileiros de Endocrinologia & Metabologia*, *58*, 600-609. https://www.scielo.br/j/abem/a/8rrcF9Wccfw5yJfB9YgJ9pR/abstract/?lang=en

Castro, R. E. M., Ronquillo, W. J. G., & De la Cruz Lozado, J. (2021). Contaminación marina por desechos plásticos en países del perfil costero del Pacífico Sur, 2016-2021. Polo del Conocimiento: Revista científico-profesional, 6(5), 458-478. https://dialnet.unirioja.es/servlet/articulo?codigo=8016951

Catalano, P. M., Kirwan, J. P., Haugel-de Mouzon, S., & King, J. (2003). Gestational diabetes and insulin resistance: role in short-and long-term implications for mother and fetus. The Journal of nutrition, 133(5), 1674S-1683S. https://doi.org/10.1093/jn/133.5.1674S

Cave, M., Appana, S., Patel, M., Falkner, K. C., McClain, C. J., & Brock, G. (2010). Polychlorinated biphenyls, lead, and mercury are associated with liver disease in American adults: NHANES 2003–2004. Environmental health perspectives, 118(12), 1735-1742. https://doi.org/10.1289/ehp.1002720

Ceballos, K. F. J. (2021). OVOGÉNESIS Y FECUNDACIÓN: PRIMERA SEMANA DEL DESARROLLO EMBRIONARIO HUMANO.

Chaiklieng, S., Suggaravetsiri, P., & Autrup, H. (2019). Risk assessment on benzene exposure among gasoline station workers. International journal of environmental research and public health, 16(14), 2545. https://doi.org/10.3390/ijerph16142545

Chaiklieng, S., Suggaravetsiri, P., & Autrup, H. N. (2018). 1400 Benzene exposure and human health risk assessment via biological monitoring among workers at gasoline stations. https://oem.bmj.com/content/75/Suppl_2/A398.2.abstract

Cheek, A. O., & McLACHLAN, J. A. (1998). Environmental hormones and the male reproductive system. Journal of andrology, 19(1), 5-10.

Chen, C. Y., Chen, Y. T., Chen, K. S., Hsu, C. C., Liu, L. L., Chen, H. S., & Chen, M. H. (2018). Arsenic and five metal concentrations in the muscle tissue of bigeye tuna (Thunnus obesus) in the Atlantic and Indian Oceans. Marine pollution bulletin, 129(1), 186-193. https://doi.org/10.1016/j.marpolbul.2018.02.028Get

Chen, W., Lau, S.-W., Fan, Y., Wu, R. S. S. & Ge, W. (2017). Juvenile exposure to bisphenol A promotes ovarian differentiation but suppresses its growth – Potential involvement of pituitary follicle-stimulating hormone. Aquatic Toxicology, 193, 111–121. https://doi.org/10.1016/j.aquatox.2017.10.008

Chen, X., Feng, L., Luo, H., & Cheng, H. (2016). Health risk equations and risk assessment of airborne benzene homologues exposure to drivers and passengers in taxi cabins. Environmental Science and Pollution Research, 23(5), 4797-4811. https://link.springer.com/article/10.1007/s11356-015-5678-x

Chen, Y., Wang, Y., Ding, G., Tian, Y., Zhou, Z., Wang, X., Shen, L. & Huang, H. (2018). Association between bisphenol a exposure and idiopathic central precocious puberty (ICPP) among school-aged girls in Shanghai, China. Environment International, 115, 410–416. https://doi.org/10.1016/j.envint.2018.02.041

Chéreau, D. A. (1844). *Mémoires pour servir à l'étude des maladies des ovaires. Premier mémoire contenant: 1° les considérations anatomiques et physiologiques; 2° l'agénésie et les vices de conformation des ovaires; 3° l'inflammation aiguë des ovaires, ovarite aiguë, par Achille Chéreau...* Fortin, Masson.

Christensen, K. L. Y., Carrico, C. K., Sanyal, A. J., & Gennings, C. (2013). Multiple classes of environmental chemicals are associated with liver disease: NHANES 2003–2004. International journal of hygiene and environmental health, 216(6), 703-709. https://doi.org/10.1016/j.ijheh.2013.01.005

Ciaraldi, T. P., el-Roeiy, A. L. B. E. R. T., Madar, Z. E. C. H. A. R. I. A., Reichart, D. O. N. N. A., Olefsky, J. M., & Yen, S. S. (1992). Cellular mechanisms of insulin resistance in polycystic ovarian syndrome. *The Journal of Clinical Endocrinology & Metabolism*, *75*(2), 577-583. https://doi.org/10.1210/jcem.75.2.1322430

Cipriani-Avila, I., Molinero, J., Jara-Negrete, E., Barrado, M., Arcos, C., Mafla, S., ... & Ochoa-Herrera, V. (2020). Heavy metal assessment in drinking waters of Ecuador: Quito, Ibarra and Guayaquil. Journal of Water and Health, 18(6), 1050-1064. https://doi.org/10.2166/wh.2020.093

Claus, S. P., Guillou, H., & Ellero-Simatos, S. (2016). The gut microbiota: a major player in the toxicity of environmental pollutants?. Npj biofilms and microbiomes, 2(1), 1-11. https://www.nature.com/articles/npjbiofilms20163

Clemens, S., Aarts, M. G., Thomine, S., & Verbruggen, N. (2013). Plant science: the key to preventing slow cadmium poisoning. Trends in plant science, 18(2), 92-99. https://doi.org/10.1016/j.tplants.2012.08.003

Colborn, T. (2004). Neurodevelopment and endocrine disruption. Environmental health perspectives, 112(9), 944-949. https://ehp.niehs.nih.gov/doi/full/10.1289/ehp.6601

Colborn, T., Myers, J. P., & Dumanoski, D. (1997). Nuestro futuro robado. Madrid: Ecoespaña. https://ecotropia.noblogs.org/files/2014/01/Nuestro-futuro-robado.pdf

Conway, G., Dewailly, D., Diamanti-Kandarakis, E., Escobar-Morreale, H. F., Franks, S., Gambineri, A., ... & Yildiz, B. O. (2014). The polycystic ovary syndrome: a position statement from the European Society of Endocrinology. *European journal of endocrinology*, *171*(4), P1-P29. https://eje.bioscientifica.com/view/journals/eje/171/4/P1.xml

Cope, W. G., Leidy, R. B., & Hodgson, E. (2004). Classes of toxicants: use classes. A textbook of modern toxicology, 49. https://onlinelibrary.wiley.com/doi/book/10.1002/0471646776#page=65

Cortés, G. F., & Ureña, J. (2011). Diccionario médico-biológico, histórico y etimológico. Salamanca, Ediciones Universidad de Salamanca.

Cortés-Iza, S. C., & Rodríguez, A. I. (2018). Oxidative stress and pesticide disease: a challenge for toxicology. *Revista de la Facultad de Medicina*, *66*(2), 261-267. http://www.scielo.org.co/scielo.php?pid=S0120-00112018000200261&script=sci_arttext&tlng=en

Costa, E. M. F., Spritzer, P. M., Hohl, A., & Bachega, T. A. (2014). Effects of endocrine disruptors in the development of the female reproductive tract. Arquivos Brasileiros de Endocrinologia & Metabologia, 58, 153-161. https://www.scielo.br/j/abem/a/fgfNxG4QSG3sHyf4XrZ49ZD/abstract/?lang=en

Costello, M. F., Garad, R. M., Hart, R., Homer, H., Johnson, L., Jordan, C., ... & Ledger, W. L. (2019). A review of second-and third-line infertility treatments and supporting evidence in women with polycystic ovary syndrome. Medical Sciences, 7(7), 75. https://doi.org/10.3390/medsci7070075

Council, N. R. (1999). Hormonally active agents in the environment. Committee on hormonally active agents in the environment. Ishington, DC: National Research Council.

Cozzolino, M., Vitagliano, A., Pellegrini, L., Chiurazzi, M., Andriasani, A., Ambrosini, G., & Garrido, N. (2020). Therapy with probiotics and synbiotics for polycystic ovarian syndrome: a systematic review and meta-analysis. *European journal of nutrition*, *59*(7), 2841-2856. https://link.springer.com/article/10.1007/s00394-020-02233-0

CRESPO GONZÁLEZ, M. I. (2016). Fisiopatología general. Ediciones Paraninfo, SA.

Cruz, A. H. (2022). Los residuos peligrosos generados en la industria textil peruana para el caso de la Alta costura, fibra de alpaca y curtiembre. Revista del Instituto de investigación de la Facultad de minas, metalurgia y ciencias geográficas, 25(49), 115-133. https://doi.org/10.15381/iigeo.v25i49.21097

Dabek, M., McCrae, S. I., Stevens, V. J., Duncan, S. H., & Louis, P. (2008). Distribution of β-glucosidase and β-glucuronidase activity and of β-glucuronidase gene gus in human colonic bacteria. FEMS microbiology ecology, 66(3), 487-495. https://doi.org/10.1111/j.1574-6941.2008.00520.x

Dai, Y. E., Chen, W., Qi, H., & Liu, Q. Q. (2016). Effect of bisphenol A on SOCS-3 and insulin signaling transduction in 3T3-L1 adipocytes. Molecular medicine reports, 14(1), 331-336. https://doi.org/10.3892/mmr.2016.5224

Danopoulos, E., Twiddy, M., West, R., & Rotchell, J. M. (2021). A rapid review and meta-regression analyses of the toxicological impacts of microplastic exposure in human cells. Journal of Hazardous Materials, 127861. https://doi.org/10.1016/j.jhazmat.2021.127861

Danzo, B. J. (1998). The effects of environmental hormones on reproduction. Cellular and Molecular Life Sciences CMLS, 54(11), 1249-1264. https://link.springer.com/article/10.1007/s000180050251

Darbre, P. D. (2019). The history of endocrine-disrupting chemicals. Current Opinion in Endocrine and Metabolic Research, 7, 26-33. https://doi.org/10.1016/j.coemr.2019.06.007

Davinelli, S., Nicolosi, D., Di Cesare, C., Scapagnini, G., & Di Marco, R. (2020). Targeting metabolic consequences of insulin resistance in polycystic ovary syndrome by D-chiro-inositol and emerging nutraceuticals: a focused review. Journal of clinical medicine, 9(4), 987 https://doi.org/10.3390/jcm9040987

Davis, D. L., Bradlow, H. L., Wolff, M., Woodruff, T., Hoel, D. G., & Anton-Culver, H. (1993). Medical hypothesis: xenoestrogens as preventable causes of breast cancer. Environmental health perspectives, 101(5), 372-377. https://ehp.niehs.nih.gov/doi/abs/10.1289/ehp.93101372

De Coster, S., & Van Larebeke, N. (2012). Endocrine-disrupting chemicals: associated disorders and mechanisms of action. *Journal of environmental and public health*, *2012*. https://www.hindawi.com/journals/jeph/2012/713696/

De Filippo, C., Cavalieri, D., Di Paola, M., Ramazzotti, M., Poullet, J. B., Massart, S., ... & Lionetti, P. (2010). Impact of diet in shaping gut microbiota revealed by a comparative study in children from Europe and rural Africa. *Proceedings of the National Academy of Sciences*, *107*(33), 14691-14696. https://doi.org/10.1073/pnas.1005963107

de los Contaminantes, C. D. E., & Persistentes, O. (2006). Programa de las Naciones Unidas para el Medio Ambiente.

de Melo, A. S., Dias, S. V., de Carvalho Cavalli, R., Cardoso, V. C., Bettiol, H., Barbieri, M. A., ... & Vieira, C. S. (2015). Pathogenesis of polycystic ovary syndrome: multifactorial assessment from the foetal stage to menopause. Reproduction, 150(1), R11-R24. https://rep.bioscientifica.com/view/journals/rep/150/1/R11.xml

de Quito, M. D. D. M. (2009). Plan Maestro de Movilidad 2009-2025. *Obtenido de http://openbiblio. flacsoandes. edu. ec/libros/digital/39700. pdf.*

Debras, E., Fernandez, H., Neveu, M. E., Deffieux, X., & Capmas, P. (2019). Ovarian drilling in polycystic ovary syndrome: Long term pregnancy rate. European Journal of Obstetrics & Gynecology and Reproductive Biology: X, 4, 100093. https://doi.org/10.1016/j.eurox.2019.100093

DeCherney, A. H., Roman, A. S., Nathan, L., & Laufer, N. (2018). Current diagnosis & treatment obstetrics & gynecology. McGraw Hill Professional.

Degroot, L. J., Jameson, J. L., & De Kretser, D. M. (Eds.). (2016). Endocrinology: adult and pediatric. Elsevier Saunders.

Dehghani, M., Fazlzadeh, M., Sorooshian, A., Tabatabaee, H. R., Miri, M., Baghani, A. N., ... & Rashidi, M. (2018). Characteristics and health effects of BTEX in a hot spot for urban pollution. Ecotoxicology and environmental safety, 155, 133-143. https://doi.org/10.1016/j.ecoenv.2018.02.065

Derakhshan, A., Shu, H., Peeters, R. P., Kortenkamp, A., Lindh, C. H., Demeneix, B., ... & Korevaar, T. I. (2019). Association of urinary bisphenols and triclosan with thyroid function during early pregnancy. Environment international, 133, 105123. https://doi.org/10.1016/j.envint.2019.105123

Dewailly, D., Andersen, C. Y., Balen, A., Broekmans, F., Dilaver, N., Fanchin, R., ... & Anderson, R. A. (2014). The physiology and clinical utility of anti-Müllerian hormone in women. Human reproduction update, 20(3), 370-385. https://doi.org/10.1093/humupd/dmt062

Di Bari, F., & Benvenga, S. (2022). Vitamin D metabolism in polycystic ovary syndrome (PCOS). In Polycystic Ovary Syndrome (pp. 287-296). Elsevier. https://doi.org/10.1016/B978-0-12-823045-9.00004-3

Diamanti-Kandarakis, E. (2008). Polycystic ovarian syndrome: pathophysiology, molecular aspects and clinical implications. *Expert Reviews in molecular medicine*, *10*. https://doi.org/10.1017/S1462399408000598

Diamanti-Kandarakis, E., & Christakou, C. D. (2009). Insulin resistance in PCOS. Diagnosis and management of polycystic ovary syndrome, 35-61. https://link.springer.com/chapter/10.1007/978-0-387-09718-3_4

Diamanti-Kandarakis, E., & Dunaif, A. (2012). Insulin resistance and the polycystic ovary syndrome revisited: an update on mechanisms and implications. Endocrine reviews, 33(6), 981-1030. https://doi.org/10.1210/er.2011-1034

Diamanti-Kandarakis, E., Bourguignon, J. P., Giudice, L. C., Hauser, R., Prins, G. S., Soto, A. M., ... & Gore, A. C. (2009). Endocrine-disrupting chemicals: an Endocrine Society scientific statement. Endocrine reviews, 30(4), 293-342. https://doi.org/10.1210/er.2009-0002

Diamanti-Kandarakis, E., Kandarakis, H., & Legro, R. S. (2006). The role of genes and environment in the etiology of PCOS. Endocrine, 30(1), 19-26. https://link.springer.com/article/10.1385/ENDO:30:1:19

Diamanti-Kandarakis, E., Kouli, C. R., Bergiele, A. T., Filandra, F. A., Tsianateli, T. C., Spina, G. G., ... & Bartzis, M. I. (1999). A survey of the polycystic ovary syndrome in the Greek island of Lesbos: hormonal and metabolic profile. The journal of clinical endocrinology & metabolism, 84(11), 4006-4011. https://doi.org/10.1210/jcem.84.11.6148

Diaz, T. A., Reyes, E. R., González, J. C., & Carrasco, J. M. (2021). Estrés oxidativo, terapia antioxidante y cáncer. Revista Cubana de Oncología, 19(2). http://www.revoncologia.sld.cu/index.php/onc/article/view/117

Dıez, J. J., & Iglesias, P. (2003). The role of the novel adipocyte-derived hormone adiponectin in human disease. *Eur J Endocrinol*, *148*(3), 293-300.

Dominianni, C., Sinha, R., Goedert, J. J., Pei, Z., Yang, L., Hayes, R. B., & Ahn, J. (2015). Sex, body mass index, and dietary fiber intake influence the human gut microbiome. PloS one, 10(4), e0124599. https://doi.org/10.1371/journal.pone.0124599

Donkena, K. V., Young, C. Y., & Tindall, D. J. (2010). Oxidative stress and DNA methylation in prostate cancer. Obstetrics and gynecology international, 2010. https://doi.org/10.1155/2010/302051

dos Santos Pinho, K. H., De Paiva, M. J., & de Carvalho Oliveira, R. A. (2022). Leptina e adiponectina: papel dos hormônios nos processos metabólicos e impactos na sua desregulação. *Research, Society and Development*, *11*(2), e34711225144-e34711225144. https://rsdjournal.org/index.php/rsd/article/view/25144

Duarte, W. D. J. B. (2022). LIXO PLÁSTICO: UMA AMEAÇA À VIDA MARINHA. Revista Ibero-Americana de Humanidades, Ciências e Educação, 8(8), 22-31. https://www.periodicorease.pro.br/rease/article/view/6488

Dumesic, D. A., Oberfield, S. E., Stener-Victorin, E., Marshall, J. C., Laven, J. S., & Legro, R. S. (2015). Scientific statement on the diagnostic criteria, epidemiology, pathophysiology, and molecular genetics of polycystic ovary syndrome. Endocrine reviews, 36(5), 487-525. https://doi.org/10.1210/er.2015-1018

Dumitrescu, R., Mehedintu, C., Briceag, I., Purcarea, V. L., & Hudita, D. (2015). The polycystic ovary syndrome: an update on metabolic and hormonal mechanisms. Journal of medicine and life, 8(2), 142. https://www.ncbi.nlm.nih.gov/pmc/articles/PMC4392092/

Dunaif, A. N. D. R. E. A., & Finegood, D. T. (1996). Beta-cell dysfunction independent of obesity and glucose intolerance in the polycystic ovary syndrome. The Journal of Clinical Endocrinology & Metabolism, 81(3), 942-947. https://doi.org/10.1210/jcem.81.3.8772555

Dunaif, A., & Book, C. B. (1997). Insulin resistance in the polycystic ovary syndrome. Clinical research in diabetes and obesity, 249-274. https://books.google.es/books?hl=es&lr=&id=rFjxBwAAQBAJ&oi=fnd&pg=PA249&dq=Dunaif,+A.,+%26+Book,+C.+B.+(1997).+Insulin+resistance+in+the+polycystic+ovary+syndrome.+Clinical+research+in+diabetes+and+obesity,+249-274.&ots=_YSCHpoNtY&sig=u8d8mRA97cL3_2NV0YMU2cPPqmE#v=onepage&q&f=false

Dunaif, A., Graf, M., Mandeli, J., Laumas, V., & Dobrjansky, A. (1987). Characterization of groups of hyperaiidrogenic women with acanthosis nigricans, impaired glucose tolerance, and/or hyperinsulinemia. The Journal of Clinical Endocrinology & Metabolism, 65(3), 499-507. https://doi.org/10.1210/jcem-65-3-499

Ebrahimi-Mamaghani, M., Saghafi-Asl, M., Pirouzpanah, S., Aliasgharzadeh, A., Aliashrafi, S., Rezayi, N., & Mehrzad-Sadaghiani, M. (2015). Association of insulin resistance with lipid profile, metabolic syndrome, and hormonal aberrations in overweight or obese women with polycystic ovary syndrome. Journal of health, population, and nutrition, 33(1), 157. https://www.ncbi.nlm.nih.gov/pmc/articles/PMC4438659/

Elías, R. (2015). Mar del plástico: una revisión del plástico en el mar.

Engin, A. (2017). Adiponectin-resistance in obesity. *Obesity and lipotoxicity*, 415-441. https://link.springer.com/chapter/10.1007/978-3-319-48382-5_18

Eriksen, M., Lebreton, L. C., Carson, H. S., Thiel, M., Moore, C. J., Borerro, J. C., ... & Reisser, J. (2014). Plastic pollution in the world's oceans: more than 5 trillion plastic pieces weighing over 250,000 tons afloat at sea. PloS one, 9(12), e111913. https://doi.org/10.1371/journal.pone.0111913

Escobar-Jiménez, F., Campos, M. M., & Díaz, M. L. (2006). Entre el hirsutismo y el síndrome del ovario poliquístico: análisis desde una perspectiva histórica. Endocrinología y Nutrición, 53, 3-6. https://doi.org/10.1016/S1575-0922(06)71164-0

Escobar-Morreale, H. F., Luque-Ramírez, M., & San Millán, J. L. (2005). The molecular-genetic basis of functional hyperandrogenism and the polycystic ovary syndrome. Endocrine reviews, 26(2), 251-282. https://doi.org/10.1210/er.2004-0004

Eshre, R., & ASRM-Sponsored PCOS Consensus Workshop Group. (2004). Revised 2003 consensus on diagnostic criteria and long-term health risks related to polycystic ovary syndrome (PCOS). *Human Reproduction (Oxford, England)*, *19*(1), 41-47. https://pubmed.ncbi.nlm.nih.gov/14688154/

ESHRE, T. R., & ASRM-Sponsored PCOS Consensus Workshop Group. (2004). Revised 2003 consensus on diagnostic criteria and long-term health risks related to polycystic ovary syndrome. Fertility and sterility, 81(1), 19-25. https://doi.org/10.1016/j.fertnstert.2003.10.004

Estrada Paneque, A. A., Calle Ortiz, M. G., Delgado Maldonado, E. A., Uyaguari Matute, S. G., Cumbe Martínez, C. E., y Quishpe Llumiquinga, P. M. (2022). Diabetes Gestacional. Editorial Exced. https://editorial.excedinter.com/diabetes-gestacional/

Europe, P. (2019). Plastics–the facts: an analysis of European plastics production, demand and waste data. Plastics Europe, Brussels https://www. plasticseurope. org/download_file/force/2367/181. Accessed, 11.

Fardoun, R. Z. (2007). The use of vitamin E in type 2 diabetes mellitus. Clinical and Experimental Hypertension, 29(3), 135-148. https://doi.org/10.1080/10641960701361601

Farquhar, C. (2000). History of polycystic ovary syndrome. *Polycystic Ovarian Syndrome. Cambridge University Press, Cambridge.*

Fernández-Cadena, J. C., Andrade, S., Silva-Coello, C. L., & De la Iglesia, R. (2014). Heavy metal concentration in mangrove surface sediments from the north-west coast of South America. Marine pollution bulletin, 82(1-2), 221-226. https://doi.org/10.1016/j.marpolbul.2014.03.016

Fiedler, H., Kallenborn, R., De Boer, J., & Sydnes, L. K. (2019). The Stockholm convention: a tool for the global regulation of persistent organic pollutants. Chemistry International, 41(2), 4-11. https://www.degruyter.com/document/doi/10.1515/ci-2019-0202/html?lang=de

Finkel, T. (2011). Signal transduction by reactive oxygen species. Journal of Cell Biology, 194(1), 7-15. https://doi.org/10.1083/jcb.201102095.

FONOLLA, A. P. (1995). Desarrollo del ovario. El Ovario: Fisiología y Patología, 25.

Fontané, L., Benaiges, D., Goday, A., Llauradó, G., & Pedro-Botet, J. (2018). Influencia de la microbiota y de los probióticos en la obesidad. Clínica e investigación en arteriosclerosis, 30(6), 271-279. https://doi.org/10.1016/j.arteri.2018.03.004

Fortoul Van der Goes, T. I. (2010). Histología y biología celular

Francisqueti, F. V., Chiaverini, L. C. T., Santos, K. C. D., Minatel, I. O., Ronchi, C. B., Ferron, A. J. T., ... & Corrêa, C. R. (2017). The role of oxidative stress on the pathophysiology of metabolic syndrome. Revista da Associação Médica Brasileira, 63, 85-91. https://doi.org/10.1590/1806-9282.63.01.85

Franco, R., Schoneveld, O., Georgakilas, A. G., & Panayiotidis, M. I. (2008). Oxidative stress, DNA methylation and carcinogenesis. Cancer letters, 266(1), 6-11. https://doi.org/10.1016/j.canlet.2008.02.026

Franks, S. (1995). Polycystic ovary syndrome. New England Journal of Medicine, 333(13), 853-861. https://www.nejm.org/doi/full/10.1056/NEJM199509283331307

Frederiksen, H., Nielsen, J. K. S., Mørck, T. A., Hansen, P. W., Jensen, J. F., Nielsen, O., ... & Knudsen, L. E. (2013). Urinary excretion of phthalate metabolites, phenols and parabens in rural and urban Danish mother–child pairs. International journal of hygiene and environmental health, 216(6), 772-783. https://doi.org/10.1016/j.ijheh.2013.02.006

Friedman, J. M., & Halaas, J. L. (1998). Leptin and the regulation of body weight in mammals. Nature, 395(6704), 763-770. https://doi.org/10.1038/27376

Fu, Y., Luo, N., Klein, R. L., & Garvey, W. T. (2005). Adiponectin promotes adipocyte differentiation, insulin sensitivity, and lipid accumulation. *Journal of lipid research*, *46*(7), 1369-1379. https://doi.org/10.1194/jlr.M400373-JLR200

Furukawa, S., Fujita, T., Shimabukuro, M., Iwaki, M., Yamada, Y., Nakajima, Y., ... & Shimomura, I. (2017). Increased oxidative stress in obesity and its impact on metabolic syndrome. The Journal of clinical investigation, 114(12), 1752-1761. https://www.jci.org/articles/view/21625

Gaitan, E. S. (2019). Actualización del manejo de síndrome de ovario poliquístico. Revista Médica Sinergia, 4(12), 322 https://revistamedicasinergia.com/index.php/rms/article/view/322

Galazis, N., Afxentiou, T., Xenophontos, M., Diamanti-Kandarakis, E., & Atiomo, W. (2013). Proteomic biomarkers of type 2 diabetes mellitus risk in women with polycystic ovary syndrome. Eur J Endocrinol, 168(2), R33-43.

Gálvez-Ontiveros, Y., Moscoso-Ruiz, I., Rodrigo, L., Aguilera, M., Rivas, A., & Zafra-Gómez, A. (2021). Presence of parabens and bisphenols in food commonly consumed in Spain. Foods, 10(1), 92. https://doi.org/10.3390/foods10010092

Gálvez-Ontiveros, Y., Páez, S., Monteagudo, C., & Rivas, A. (2020). Endocrine disruptors in food: impact on gut microbiota and metabolic diseases. Nutrients, 12(4), 1158. https://doi.org/10.3390/nu12041158

Ganjavi, M., Ezzatpanah, H., Givianrad, M. H., & Shams, A. (2010). Effect of canned tuna fish processing steps on lead and cadmium contents of Iranian tuna fish. Food chemistry, 118(3), 525-528. https://doi.org/10.1016/j.foodchem.2009.05.018

Gar, C., Rottenkolber, M., Prehn, C., Adamski, J., Seissler, J., & Lechner, A. (2018). Serum and plasma amino acids as markers of prediabetes, insulin resistance, and incident diabetes. Critical reviews in clinical laboratory sciences, 55(1), 21-32. https://doi.org/10.1080/10408363.2017.1414143

GARCIA FABILA, M. A. R. I. A., AMAYA CHAVEZ, A. R. A. C. E. L. I., BUSTAMANTE MONTES, L. P., REYES GARCIA, A. L. I. C. I. A., & SANCHEZ MEZA, J. C. (2018). Ftalatos en alimentos de la canasta básica mexicana. https://rlac.buap.mx/sites/default/files/9%2821%29-82.pdf

García, F. H., Castillo, J. I. R., & Almoguera, E. V. (2017). Estrés oxidativo y diabetes mellitus, un acercamiento al tema. Universidad Médica Pinareña, 13(2), 69-85. https://dialnet.unirioja.es/servlet/articulo?codigo=8211185

García-Velasco, J. A., Menabrito, M., & Catalán, I. B. (2017). What fertility specialists should know about the vaginal microbiome: a review. *Reproductive biomedicine online*, *35*(1), 103-112. https://doi.org/10.1016/j.rbmo.2017.04.005

Garg, V., Choi, J. K., James, W. D., & Barbieri, J. S. (2021). Long-term use of spironolactone for acne in women: A case series of 403 patients. Journal of the American Academy of Dermatology, 84(5), 1348-1355. https://doi.org/10.1016/j.jaad.2020.12.071

Gascón-Mora, A., & Ruiz-Trescastro, C. (2020). Bisfenol A como factor de riesgo de cáncer de próstata. https://digibug.ugr.es/handle/10481/68179

Geens, T., Aerts, D., Berthot, C., Bourguignon, J. P., Goeyens, L., Lecomte, P., ... & Covaci, A. (2012). A review of dietary and non-dietary exposure to bisphenol-A. Food and chemical toxicology, 50(10), 3725-3740. https://doi.org/10.1016/j.fct.2012.07.059

Geens, T., Goeyens, L., Kannan, K., Neels, H., & Covaci, A. (2012). Levels of bisphenol-A in thermal paper receipts from Belgium and estimation of human exposure. Science of the total environment, 435, 30-33. https://doi.org/10.1016/j.scitotenv.2012.07.001

Geer, E. B., & Shen, W. (2009). Gender differences in insulin resistance, body composition, and energy balance. Gender medicine, 6, 60-75. https://doi.org/10.1016/j.genm.2009.02.002

Genoni, G., Menegon, V., Secco, G. G., Sonzini, M., Martelli, M., Castagno, M., ... & Prodam, F. (2017). Insulin resistance, serum uric acid and metabolic syndrome are linked to cardiovascular dysfunction in pediatric obesity. International journal of cardiology, 249, 366-371. https://doi.org/10.1016/j.ijcard.2017.09.031

Gershon, E., & Dekel, N. (2020). Newly identified regulators of ovarian folliculogenesis and ovulation. *International journal of molecular sciences*, *21*(12), 4565. https://www.mdpi.com/1422-0067/21/12/4565

Ghassabian, A., & Trasande, L. (2018). Disruption in thyroid signaling pathway: a mechanism for the effect of endocrine-disrupting chemicals on child neurodevelopment. Frontiers in endocrinology, 9, 204. https://www.frontiersin.org/articles/10.3389/fendo.2018.00204/full

Giampaolino, P., Foreste, V., Di Filippo, C., Gallo, A., Mercorio, A., Serafino, P., ... & Della Corte, L. (2021). Microbiome and PCOS: state-of-art and future aspects. International Journal of Molecular Sciences, 22(4), 2048. https://doi.org/10.3390/ijms22042048

Gibson, E. A., Siegel, E. L., Eniola, F., Herbstman, J. B., & Factor-Litvak, P. (2018). Effects of polybrominated diphenyl ethers on child cognitive, behavioral, and motor development. International journal of environmental research and public health, 15(8), 1636. https://doi.org/10.3390/ijerph15081636

Gilbert, S. F. (2005). *Biología del desarrollo.* Ed. Médica Panamericana.

Giulivo, M., de Alda, M. L., Capri, E., & Barceló, D. (2016). Human exposure to endocrine disrupting compounds: Their role in reproductive systems, metabolic syndrome and breast cancer. A review. Environmental research, 151, 251-264. https://doi.org/10.1016/j.envres.2016.07.011

Glintborg, D., & Andersen, M. (2020). Medical treatment and comorbidity in polycystic ovary syndrome: An updated review. Current Opinion in Endocrine and Metabolic Research, 12, 33-40. https://doi.org/10.1016/j.coemr.2020.02.014

Glintborg, D., Sidelmann, J. J., Altinok, M. L., Mumm, H., & Andersen, M. (2015). Increased thrombin generation in women with polycystic ovary syndrome: a pilot study on the effect of metformin and oral contraceptives. Metabolism, 64(10), 1272-1278. https://doi.org/10.1016/j.metabol.2015.06.011

Godfrey, K. M., Gluckman, P. D., & Hanson, M. A. (2010). Developmental origins of metabolic disease: life course and intergenerational perspectives. Trends in Endocrinology & Metabolism, 21(4), 199-205. https://doi.org/10.1016/j.tem.2009.12.008

Godsland, I. F., Crook, D., Simpson, R., Proudler, T., Felton, C., Lees, B., ... & Wynn, V. (1990). The effects of different formulations of oral contraceptive agents on lipid and carbohydrate metabolism. New England Journal of Medicine, 323(20), 1375-1381.

Gómez de Ferraris, M. E., Campos Muñóz, A., Quevedo, S., del Carmen, M., Carda Batalla, M. D. C., & Carranza, M. (2009). Histología., embriología e ingeniería tisular bucodental. In Histología., embriología e ingeniería tisular bucodental (pp. xii-454). https://pesquisa.bvsalud.org/portal/resource/en;/bin-125895

Gómez Dumm, C. L. (2003). Embriología humana. In *Embriología humana* (pp. xiii-429).

Gomez Tabares, G., & Mordecay, V. C. (2020). Disruptores endocrinos en reproducción. Rev. colomb. menopaus, 7-19. https://pesquisa.bvsalud.org/portal/resource/pt/biblio-1224400

Gómez, J. F., Guzmán, J. R., Oliveros, Y. C., Rivera, F. A., & Corcho, C. G. (2021). Efectos por la Intoxicación de Mercurio en el Sistema Osteomuscular. Archivos de medicina, 17(2), 3.

Gómez-Mercado, C. A., Escobar, N., González, M. C., Lince, M., Vásquez, M. C., Arango-Alzate, C. M., ... & Barraza-Villareal, A. (2022). Exposición intrauterina a disruptores endocrinos (ftalatos): fuentes de exposición y cuantificación de metabolitos urinarios. Universidad y Salud, 24(3), 235-247.

González Merlo, J., González Bosquet, J., & González Bosquet, E. (2007). Ciclo ovárico (ovulación). Ciclo endometrial (menstruación). Ginecología I. La Habana: Editorial Ciencias Médicas, 39-54.

González, F. (2012). Inflammation in polycystic ovary syndrome: underpinning of insulin resistance and ovarian dysfunction. Steroids, 77(4), 300-305. https://doi.org/10.1016/j.steroids.2011.12.003

González, J. F., & Ochoa, D. M. (2008). Estrés oxidativo en peces inducido por contaminantes ambientales. Revista de la Facultad de Medicina Veterinaria y de Zootecnia, 55(II), 115-126. https://www.redalyc.org/pdf/4076/407639218006.pdf

González, V., Valle, S., Nirchio, M., Olivero, J., Tejeda, L., Valdelamar, J., ... & González, K. (2017). Evaluación del riesgo de contaminación por metales pesados (Hg y Pb) en sedimentos marinos del Estero Huaylá, Puerto Bolívar, Ecuador. *Revista del Instituto de investigación de la Facultad de minas, metalurgia y ciencias geográficas*, *21*(41), 75-82. https://revistasinvestigacion.unmsm.edu.pe/index.php/iigeo/article/view/14995

Goodman, N. F., Bledsoe, M. B., Cobin, R. H., Futterweit, W., Goldzieher, J. W., Petak, S. M., ... & Rubenstein, H. A. (2001). American Association of Clinical Endocrinologists Medical Guidelines for Clinical Practice for the Diagnosis and Treatment of Hyperandrogenic Disorders: Hyperandrogenic Disorders Task Force. Endocrine practice, 7(2), 120-134. https://www.endocrinepractice.org/article/S1530-891X(20)41140-1/fulltext

Goodman, N. F., Cobin, R. H., Futterweit, W., Glueck, J. S., Legro, R. S., & Carmina, E. (2015). American Association of Clinical Endocrinologists, American College of Endocrinology, and androgen excess and PCOS society disease state clinical review: guide to the best practices in the evaluation and treatment of polycystic ovary syndrome-part 1. Endocrine Practice, 21(11), 1291-1300. https://doi.org/10.4158/EP15748.DSC

Greenpeace (2016). greenpeace.org. Retrieved from greenpeace org web site: http://archivo-es.greenpeace.org/espana/es/news/2016/Agosto/Greenpeace-advierte-del-creciente-riesgo-de-los-plasticos-en-el-pescado-y-marisco/

Gruzdeva, O., Borodkina, D., Uchasova, E., Dyleva, Y., & Barbarash, O. (2019). Leptin resistance: underlying mechanisms and diagnosis. *Diabetes, metabolic syndrome and obesity: targets and therapy*, *12*, 191. https://www.ncbi.nlm.nih.gov/pmc/articles/PMC6354688/

Guengerich, F. P. (2006). Cytochrome P450s and other enzymes in drug metabolism and toxicity. The AAPS journal, 8(1), E101-E111.

Guo, Y., & Kannan, K. (2013). A survey of phthalates and parabens in personal care products from the United States and its implications for human exposure. Environmental science & technology, 47(24), 14442-14449. https://pubs.acs.org/doi/abs/10.1021/es4042034

Guo, Y., Qi, Y., Yang, X., Zhao, L., Wen, S., Liu, Y., & Tang, L. (2016). Association between polycystic ovary syndrome and gut microbiota. PloS one, 11(4), e0153196. https://doi.org/10.1371/journal.pone.0153196

Gustafsson, S., Lind, L., Söderberg, S., Zilmer, M., Hulthe, J., & Ingelsson, E. (2013). Oxidative stress and inflammatory markers in relation to circulating levels of adiponectin. Obesity, 21(7), 1467-1473. https://doi.org/10.1002/oby.20097

Guthrie, J. R., Dennerstein, L., Taffe, J. R., Lehert, P., & Burger, H. G. (2004). The menopausal transition: a 9-year prospective population-based study. The Melbourne Women's Midlife Health Project. Climacteric, 7(4), 375-389. https://doi.org/10.1080/13697130400012163

Gutteridge, J. M. (1994). Biological origin of free radicals, and mechanisms of antioxidant protection. Chemico-biological interactions, 91(2-3), 133-140. https://doi.org/10.1016/0009-2797(94)90033-7

Haehner, M. K., Calvo, D. M., Alfaro, A. R., & Villegas, A. M. Z. (2021). SÍNDROME DE OVARIO POLIQUÍSTICO: MÁS QUE UNA ENFERMEDAD REPRODUCTIVA. Revista Ciencia y Salud Integrando Conocimientos, 5(2), ág-71. https://revistacienciaysalud.ac.cr/ojs/index.php/cienciaysalud/article/view/275

Halama, A., Aye, M. M., Dargham, S. R., Kulinski, M., Suhre, K., & Atkin, S. L. (2019). Metabolomics of dynamic changes in insulin resistance before and after exercise in PCOS. Frontiers in endocrinology, 10, 116. https://www.frontiersin.org/articles/10.3389/fendo.2019.00116/full

Hall, J. M., & Korach, K. S. (2021). Endocrine disrupting chemicals (EDCs) and sex steroid receptors. In Advances in Pharmacology (Vol. 92, pp. 191-235). Academic Press. https://doi.org/10.1016/bs.apha.2021.04.001

Halliwell, B. (2007). Oxidative stress and cancer: have we moved forward? Biochemical Journal, 401(1), 1-11. https://doi.org/10.1042/BJ20061131

Halliwell, B. A. R. R. Y., Gutteridge, J. C., & Cross, C. E. (1992). Free radicals, antioxidants, and human disease: where are we now?. The Journal of laboratory and clinical medicine, 119(6), 598-620. https://pascal-francis.inist.fr/vibad/index.php?action=getRecordDetail&idt=4323346

Han, Y., Lian, F., Xiao, Z., Gu, S., Cao, X., Wang, Z., & Xing, B. (2021). Potential toxicity of nanoplastics to fish and aquatic invertebrates: Current understanding, mechanistic interpretation, and meta-analysis. Journal of Hazardous Materials, 127870. https://doi.org/10.1016/j.jhazmat.2021.127870

Haro Solórzano, M. I. (2019). Consecuencias del consumo de tabaco durante el embarazo (Doctoral dissertation, Universidad de Guayaquil. Facultad de Ciencias Médicas. Carrera de Obstetricia).

Harrison, R. G. (1963). Introduction of human embryology. Cunningham's textbook of anatomy. London: Oxford Medical Publications.

Hart, R. J., Doherty, D. A., Keelan, J. A., Minaee, N. S., Thorstensen, E. B., Dickinson, J. E., Pennell, C. E., Newnham, J. P., McLachlan, R., Norman, R. J. & Handelsman, D. J. (2018). The impact of antenatal Bisphenol A exposure on male reproductive function at 20–22 years of age. Reproductive BioMedicine Online, 36(3), 340–347. https://doi.org/10.1016/j.rbmo.2017.11.009

Hashimoto, R. (2003). Development of the human Müllerian duct in the sexually undifferentiated stage. *The Anatomical Record Part A: Discoveries in Molecular, Cellular, and Evolutionary Biology*, *272*(2), 514-519. https://anatomypubs.onlinelibrary.wiley.com/doi/full/10.1002/ar.a.10061

Hayes, M. G., Pluzhnikov, A., Miyake, K., Sun, Y., Ng, M. C., Roe, C. A., ... & Hanis, C. L. (2007). Identification of type 2 diabetes genes in Mexican Americans through genome-wide association studies. Diabetes, 56(12), 3033-3044. https://doi.org/10.2337/db07-0482

Heindel, J. J. (2003). Endocrine disruptors and the obesity epidemic. Toxicological Sciences, 76(2), 247-249. https://doi.org/10.1093/toxsci/kfg255

Hernández, J. C., Puig, M. E. L., García, P. H., Marcel, E. A. A., & Quesada, M. Y. (2011). Estrés oxidativo y diabetes mellitus. Revista Mexicana de Patología Clínica y Medicina de Laboratorio, 58(1), 4-15. https://www.medigraphic.com/cgi-bin/new/resumen.cgi?IDARTICULO=27843

Heudorf, U., Mersch-Sundermann, V., & Angerer, J. (2007). Phthalates: toxicology and exposure. International journal of hygiene and environmental health, 210(5), 623-634. https://doi.org/10.1016/j.ijheh.2007.07.011

Homburg, R. (2003). The management of infertility associated with polycystic ovary syndrome. Reproductive Biology and Endocrinology, 1(1), 1-9. https://link.springer.com/article/10.1186/1477-7827-1-109

Homburg, R. (2009). Androgen circle of polycystic ovary syndrome. Human Reproduction, 24(7), 1548-1555. https://doi.org/10.1093/humrep/dep049

Hormone-dependent, M. D., Markle, J. G. M., Frank, D. N., Mortin-toth, S., Robertson, C. E., & Feazel, L. M. (2013). Sex differences in the gut. Science, 339, 1084-1088.

Howdeshell, K. L., Hotchkiss, A. K., Thayer, K. A., Vandenbergh, J. G., & Vom Saal, F. S. (1999). Exposure to bisphenol A advances puberty. Nature, 401(6755), 763-764. https://doi.org/10.1038/44517

Hsueh, A. J., Kawamura, K., Cheng, Y., & Fauser, B. C. (2015). Intraovarian control of early folliculogenesis. Endocrine reviews, 36(1), 1-24. https://doi.org/10.1210/er.2014-1020

Huang, H. B., Chen, H. Y., Su, P. H., Huang, P. C., Sun, C. W., Wang, C. J., ... & Wang, S. L. (2015). Fetal and childhood exposure to phthalate diesters and cognitive function in children up to 12 years of age: Taiwanese maternal and infant cohort study. PloS one, 10(6), e0131910. https://journals.plos.org/plosone/article?id=10.1371/journal.pone.0131910

Huang, M., Huang, M., Li, X., Liu, S., Fu, L., Jiang, X., & Yang, M. (2021). Bisphenol A induces apoptosis through GPER-dependent activation of the ROS/Ca2+-ASK1-JNK pathway in human granulosa cell line KGN. Ecotoxicology and Environmental Safety, 208, 111429. https://doi.org/10.1016/j.ecoenv.2020.111429

Hugo, E. R., Brandebourg, T. D., Woo, J. G., Loftus, J., Alexander, J. W., & Ben-Jonathan, N. (2008). Bisphenol A at environmentally relevant doses inhibits adiponectin release from human adipose tissue explants and adipocytes. Environmental health perspectives, 116(12), 1642-1647. https://ehp.niehs.nih.gov/doi/full/10.1289/ehp.11537

Hung, H., Katsoyiannis, A. A., Brorström-Lundén, E., Olafsdottir, K., Aas, W., Breivik, K., ... & Wilson, S. (2016). Temporal trends of Persistent Organic Pollutants (POPs) in arctic air: 20 years of monitoring under the Arctic Monitoring and Assessment Programme (AMAP). Environmental Pollution, 217, 52-61. https://doi.org/10.1016/j.envpol.2016.01.079

Hyderali, B. N., & Mala, K. (2015). Oxidative stress and cardiovascular complications in polycystic ovarian syndrome. *European Journal of Obstetrics & Gynecology and Reproductive Biology*, *191*, 15-22. https://doi.org/10.1016/j.ejogrb.2015.05.005

Hylkema, M. N., & Blacquière, M. J. (2009). Intrauterine effects of maternal smoking on sensitization, asthma, and chronic obstructive pulmonary disease. Proceedings of the American Thoracic Society, 6(8), 660-662. https://www.atsjournals.org/doi/full/10.1513/pats.200907-065DP

Insenser, M., Murri, M., Del Campo, R., Martinez-Garcia, M. A., Fernandez-Duran, E., & Escobar-Morreale, H. F. (2018). Gut microbiota and the polycystic ovary syndrome:

influence of sex, sex hormones, and obesity. The Journal of Clinical Endocrinology & Metabolism, 103(7), 2552-2562. https://doi.org/10.1210/jc.2017-02799

International Food Safety Authorities Network. (2009). Bisphenol A (BPA)—current state of knowledge and future actions by WHO and FAO. INFOSAN information note, 5.

Iñiguez, M. E. (2019). Estudio de la contaminación marina por plásticos y evaluación de contaminantes derivados de su tratamiento.

Isch, E., & Gentes, I. (2006). Agua y servicios ambientales: visiones críticas desde los Andes. https://digitalrepository.unm.edu/cgi/viewcontent.cgi?article=1555&context=abya_yala

Jadhav, E. B., Sankhla, M. S., Bhat, R. A., & Bhagat, D. S. (2021). Microplastics from food packaging: An overview of human consumption, health threats, and alternative solutions. *Environmental Nanotechnology, Monitoring & Management*, *16*, 100608. https://doi.org/10.1016/j.enmm.2021.100608

Jain, J., Gupta, N., Mathur, R., Nimesh, S. & Mathur, S. K. (2020). A Study on Impact of BPA in the Adipose Tissue Dysfunction (Adiposopathy) in Asian Indian Type 2 Diabetes Mellitus Subjects. Indian Journal of Clinical Biochemistry, 35(4), 451–457. https://doi.org/10.1007/s12291-019-00843-y

Jamil, A. S., Alalaf, S. K., Al-Tawil, N. G., & Al-Shawaf, T. (2015). A case–control observational study of insulin resistance and metabolic syndrome among the four phenotypes of polycystic ovary syndrome based on Rotterdam criteria. *Reproductive Health*, *12*(1), 1-9. https://reproductive-health-journal.biomedcentral.com/articles/10.1186/1742-4755-12-7

Janghorbani, M., Salamat, M. R., Amini, M., & Aminorroaya, A. (2017). Risk of diabetes according to the metabolic health status and degree of obesity. *Diabetes & Metabolic Syndrome: Clinical Research & Reviews*, *11*, S439-S444. https://doi.org/10.1016/j.dsx.2017.03.032

Javurek, A. B., Spollen, W. G., Johnson, S. A., Bivens, N. J., Bromert, K. H., Givan, S. A., & Rosenfeld, C. S. (2016). Effects of exposure to bisphenol A and ethinyl estradiol on the gut microbiota of parents and their offspring in a rodent model. Gut microbes, 7(6), 471-485. https://doi.org/10.1080/19490976.2016.1234657

Jefferson, W. N., Kinyamu, H. K., Wang, T., Miranda, A. X., Padilla-Banks, E., Suen, A. A., & Williams, C. J. (2018). Widespread enhancer activation via ERα mediates estrogen response in vivo during uterine development. Nucleic acids research, 46(11), 5487-5503. https://doi.org/10.1093/nar/gky260

Jin, P., & Xie, Y. (2018). Treatment strategies for women with polycystic ovary syndrome. Gynecological Endocrinology, 34(4), 272-277. https://doi.org/10.1080/09513590.2017.1395841

Jirsová, S., Mašata, J., Jech, L., & Zvárová, J. (2010). Effect of polychlorinated biphenyls (PCBs) and 1, 1, 1-trichloro-2, 2, -bis (4-chlorophenyl)-ethane (DDT) in follicular fluid on the results of in vitro fertilization–embryo transfer (IVF-ET) programs. Fertility and sterility, 93(6), 1831-1836. https://doi.org/10.1016/j.fertnstert.2008.12.063

Jirtle, R. L., & Skinner, M. K. (2007). Environmental epigenomics and disease susceptibility. *Nature reviews genetics*, *8*(4), 253-262. https://www.nature.com/articles/nrg2045

Joensen, U. N., Jørgensen, N., Thyssen, J. P., Szecsi, P. B., Stender, S., Petersen, J. H., Andersson, A. M. & Frederiksen, H. (2018). Urinary excretion of phenols, parabens and benzophenones in young men: Associations to reproductive hormones and semen quality are modified by mutations in the Filaggrin gene. Environment International, 121, 365–374. https://doi.org/10.1016/J.ENVINT.2018.09.020

Johansson, H. K. L., Svingen, T., Fowler, P. A., Vinggaard, A. M., & Boberg, J. (2017). Environmental influences on ovarian dysgenesis—developmental windows sensitive to chemical exposures. Nature Reviews Endocrinology, 13(7), 400-414. https://www.nature.com/articles/nrendo.2017.36

Johnson, J., & Joamseen, M. (1989). Constitución de la Organización Mundial de la Salud. Democracy. Health nt Word Buvwood.

Jones, K. T. (2008). Meiosis in oocytes: predisposition to aneuploidy and its increased incidence with age. *Human reproduction update*, *14*(2), 143-158. https://doi.org/10.1093/humupd/dmm043

Jordan, B. K., & Vilain, E. (2002). Sry and the genetics of sex determination. *Pediatric Gender Assignment*, 1-14. https://link.springer.com/chapter/10.1007/978-1-4615-0621-8_1

Justo, M., Muttoni, C., Pamparato, F., Pamparato, M., & Rama, N. (2015). Disruptores endocrinos y el Síndrome de Ovario Poliquístico.

Kaati, G., Bygren, L. O., & Edvinsson, S. (2002). Cardiovascular and diabetes mortality determined by nutrition during parents' and grandparents' slow growth period. European journal of human genetics, 10(11), 682-688. https://www.nature.com/articles/5200859

Kakoly, N. S., Earnest, A., Teede, H. J., Moran, L. J., & Joham, A. E. (2019). The impact of obesity on the incidence of type 2 diabetes among women with polycystic ovary syndrome. Diabetes care, 42(4), 560-567. https://doi.org/10.2337/dc18-1738

Kampeerawipakorn, O., Navasumrit, P., Settachan, D., Promvijit, J., Hunsonti, P., Parnlob, V., ... & Ruchirawat, M. (2017). Health risk evaluation in a population exposed to chemical releases from a petrochemical complex in Thailand. Environmental research, 152, 207-213. https://doi.org/10.1016/j.envres.2016.10.004

Kandaraki, E., Chatzigeorgiou, A., Livadas, S., Palioura, E., Economou, F., Koutsilieris, M., ... & Diamanti-Kandarakis, E. (2011). Endocrine disruptors and polycystic ovary syndrome (PCOS): elevated serum levels of bisphenol A in women with PCOS. The Journal of Clinical Endocrinology & Metabolism, 96(3), E480-E484. https://doi.org/10.1210/jc.2010-1658

Kargar, B., Zamanian, Z., Hosseinabadi, M. B., Gharibi, V., Moradi, M. S., & Cousins, R. (2021). Understanding the role of oxidative stress in the incidence of metabolic syndrome and obstructive sleep apnea. BMC endocrine disorders, 21(1), 1-8. https://bmcendocrdisord.biomedcentral.com/articles/10.1186/s12902-021-00735-4

Karthikeyan, B. S., Ravichandran, J., Aparna, S. R., & Samal, A. (2021). ExHuMId: A curated resource and analysis of Exposome of Human Milk across India. Chemosphere, 271, 129583. https://doi.org/10.1016/j.chemosphere.2021.129583

Karwacka, A., Zamkowska, D., Radwan, M., & Jurewicz, J. (2019). Exposure to modern, widespread environmental endocrine disrupting chemicals and their effect on the reproductive potential of women: an overview of current epidemiological evidence. Human Fertility, 22(1), 2-25. https://doi.org/10.1080/14647273.2017.1358828

Katsikantami, I., Sifakis, S., Tzatzarakis, M. N., Vakonaki, E., Kalantzi, O. I., Tsatsakis, A. M., & Rizos, A. K. (2016). A global assessment of phthalates burden and related links to health effects. Environment international, 97, 212-236. https://doi.org/10.1016/j.envint.2016.09.013

Kelly, B., & Pearce, E. L. (2020). Amino assets: how amino acids support immunity. Cell metabolism, 32(2), 154-175. https://doi.org/10.1016/j.cmet.2020.06.010

Kim, H. K., Ko, D. H., Lee, W., Kim, K. R., Chun, S., Song, J., & Min, W. K. (2021). Body fluid concentrations of bisphenol A and their association with in vitro fertilization outcomes. Human Fertility, 24(3), 199-207. https://doi.org/10.1080/14647273.2019.1612104

Kim, K., Park, H., Yang, W., & Lee, J. H. (2011). Urinary concentrations of bisphenol A and triclosan and associations with demographic factors in the Korean population. Environmental research, 111(8), 1280-1285. https://doi.org/10.1016/j.envres.2011.09.003

Kim, M. J., & Park, Y. J. (2019). Bisphenols and thyroid hormone. Endocrinology and Metabolism, 34(4), 340-348. https://synapse.koreamed.org/articles/1139765

Klemeš, J. J., Fan, Y. V., & Jiang, P. (2021). Plastics: friends or foes? The circularity and plastic waste footprint. Energy Sources, Part A: Recovery, Utilization, and Environmental Effects, 43(13), 1549-1565. https://doi.org/10.1080/15567036.2020.1801906

Knight, P. G., Satchell, L., & Glister, C. (2012). Intra-ovarian roles of activins and inhibins. *Molecular and cellular endocrinology*, *359*(1-2), 53-65. https://doi.org/10.1016/j.mce.2011.04.024

Kobayashi, A., & Behringer, R. R. (2003). Developmental genetics of the female reproductive tract in mammals. Nature Reviews Genetics, 4(12), 969-980. https://www.nature.com/articles/nrg1225

Kobayashi, A., Shawlot, W., Kania, A., & Behringer, R. R. (2004). Requirement of Lim1 for female reproductive tract development. https://doi.org/10.1242/dev.00951

Koch, C. A., & Diamanti-Kandarakis, E. (2015). Introduction to Endocrine Disrupting Chemicals–is it time to act?. Reviews in Endocrine and Metabolic Disorders, 16(4), 269-270. https://link.springer.com/article/10.1007/s11154-016-9338-3

Kojadinovic, J., Potier, M., Le Corre, M., Cosson, R. P., & Bustamante, P. (2007). Bioaccumulation of trace elements in pelagic fish from the Western Indian Ocean. *Environmental pollution*, *146*(2), 548-566. https://doi.org/10.1016/j.envpol.2006.07.015

Komorowski, A. S., & Pezo, R. C. (2020). Untapped "-omics": the microbial metagenome, estrobolome, and their influence on the development of breast cancer and response to treatment. Breast cancer research and treatment, 179(2), 287-300. https://link.springer.com/article/10.1007/s10549-019-05472-w

Konieczna, A., Rutkowska, A., & Rachon, D. (2015). Health risk of exposure to Bisphenol A (BPA). Roczniki Państwowego Zakładu Higieny, 66(1). https://bibliotekanauki.pl/articles/876742

Kortenkamp, A. (2007). Ten years of mixing cocktails: a review of combination effects of endocrine-disrupting chemicals. Environmental health perspectives, 115(Suppl 1), 98-105. https://ehp.niehs.nih.gov/doi/full/10.1289/ehp.9357

Koschinsky, T., He, C. J., Mitsuhashi, T., Bucala, R., Liu, C., Buenting, C., ... & Vlassara, H. (1997). Orally absorbed reactive glycation products (glycotoxins): an environmental risk factor in diabetic nephropathy. Proceedings of the National Academy of Sciences, 94(12), 6474-6479. https://doi.org/10.1073/pnas.94.12.6474

Krieter, D. H., Canaud, B., Lemke, H. D., Rodriguez, A., Morgenroth, A., von Appen, K., ... & Wanner, C. (2013). Bisphenol A in Chronic Kidney Disease. Artificial organs, 37(3), 283-290. https://doi.org/10.1111/j.1525-1594.2012.01556.x

Kroemer, G., Galluzzi, L., Vandenabeele, P., Abrams, J., Alnemri, E. S., Baehrecke, E. H., ... & Melino, G. (2009). Classification of cell death: recommendations of the Nomenclature Committee on Cell Death 2009. Cell death & differentiation, 16(1), 3-11. https://www.nature.com/articles/cdd2008150

Krstić, J., Trivanović, D., Mojsilović, S., & Santibanez, J. F. (2015). Transforming growth factor-beta and oxidative stress interplay: implications in tumorigenesis and cancer progression. Oxidative medicine and cellular longevity. https://doi.org/10.1155/2015/654594

Kumar, A., Saini, V., Kumar, A., Kaur, J., & Kaur, J. (2017). Modulation of trehalose dimycolate and immune system by Rv0774c protein enhanced the intracellular survival of Mycobacterium smegmatis in human macrophages cell line. Frontiers in cellular and infection microbiology, 7, 289. https://www.frontiersin.org/articles/10.3389/fcimb.2017.00289/full

Kumar, E., & Holt, W. V. (2014). Impacts of endocrine disrupting chemicals on reproduction in wildlife. Reproductive Sciences in Animal Conservation, 55-70. https://link.springer.com/chapter/10.1007/978-1-4939-0820-2_4

Kumar, R. (2018). Are Cyp2b and Cyp3a Important in Hepatic Lipid Metabolism? (Doctoral dissertation, Clemson University).

Kumar, V., Abbas, A. K., & Aster, J. C. (2017). Robbins basic pathology e-book. Elsevier Health Sciences.

Kurokawa, S., & Berry, M. J. (2013). Selenium. Role of the essential metalloid in health. Interrelations between essential metal ions and human diseases, 499-534. https://link.springer.com/chapter/10.1007/978-94-007-7500-8_16

Kwon, J. A., Shin, B. & Kim, B. (2020). Urinary bisphenol A and thyroid function by BMI in the Korean National Environmental Health Survey (KoNEHS) 2012–2014. Chemosphere, 240, 124918. https://doi.org/10.1016/J.CHEMOSPHERE.2019.124918

La Merrill, M. A., Vandenberg, L. N., Smith, M. T., Goodson, W., Browne, P., Patisaul, H. B., ... & Zoeller, R. T. (2020). Consensus on the key characteristics of endocrine-disrupting chemicals as a basis for hazard identification. *Nature Reviews Endocrinology*, *16*(1), 45-57. https://www.nature.com/articles/s41574-019-0273-8

Lai, Q., Xiang, W., Li, Q., Zhang, H., Li, Y., Zhu, G., ... & Jin, L. (2018). Oxidative stress in granulosa cells contributes to poor oocyte quality and IVF-ET outcomes in women with polycystic ovary syndrome. Frontiers of medicine, 12(5), 518-524. https://link.springer.com/article/10.1007/s11684-017-0575-y

LaKind, J. S., Verner, M. A., Rogers, R. D., Goeden, H., Naiman, D. Q., Marchitti, S. A., ... & Fenton, S. E. (2022). Current Breast Milk PFAS Levels in the United States and Canada: After All This Time, Why Don't We Know More?. Environmental health perspectives, 130(2), 025002. https://ehp.niehs.nih.gov/doi/full/10.1289/EHP10359

Lalonde, M. (1974). Guest editorial: A more positive approach to health promotion. The Canadian Nurse, 70(1), 19-20.

Lalonde, M. A. R. C. (1974). Social values and public health. Canadian journal of public health= Revue canadienne de sante publique, 65(4), 260-268.

Lalonde, M. A. R. C. (1977). The physician and health promotion. Canadian Medical Association Journal, 116(9), 1040.

Lebedeva, M. A., Eaton, J. S., & Shadel, G. S. (2009). Loss of p53 causes mitochondrial DNA depletion and altered mitochondrial reactive oxygen species homeostasis.

Biochimica et Biophysica Acta (BBA)-Bioenergetics, 1787(5), 328-334. https://doi.org/10.1016/j.bbabio.2009.01.004

Lehmann, G. M., LaKind, J. S., Davis, M. H., Hines, E. P., Marchitti, S. A., Alcala, C., & Lorber, M. (2018). Environmental chemicals in breast milk and formula: exposure and risk assessment implications. Environmental Health Perspectives, 126(9), 096001. https://ehp.niehs.nih.gov/doi/full/10.1289/EHP1953

Lemos, M. F. L., Van Gestel, C. A. M., & Soares, A. M. V. M. (2010). Developmental toxicity of endocrine disrupters bisphenol A and vinclozolin in a terrestrial isopod. Archives of environmental contamination and toxicology, 59(2), 274-281.

Lerchbaum, E., Schwetz, V., Giuliani, A., & Obermayer-Pietsch, B. (2014). Influence of a positive family history of both type 2 diabetes and PCOS on metabolic and endocrine parameters in a large cohort of PCOS women. Eur J Endocrinol, 170(5), 727-39.

Leslie, H. A., Van Velzen, M. J., Brandsma, S. H., Vethaak, A. D., Garcia-Vallejo, J. J., & Lamoree, M. H. (2022). Discovery and quantification of plastic particle pollution in human blood. Environment international, 163, 107199. https://doi.org/10.1016/j.envint.2022.107199

Ley, R. E., Hamady, M., Lozupone, C., Turnbaugh, P. J., Ramey, R. R., Bircher, J. S., ... & Gordon, J. I. (2008). Evolution of mammals and their gut microbes. science, 320(5883), 1647-1651. https://www.science.org/doi/abs/10.1126/science.1155725

Li, L., Ying, Y., Zhang, C., Wang, W., Li, Y., Feng, Y., Liang, J., Song, H. & Wang, Y. (2019). Bisphenol A exposure and risk of thyroid nodules in Chinese women: A case-control study. Environment International, 126, 321–328. https://doi.org/10.1016/J.ENVINT.2019.02.026

Li, R., Andreu-Sánchez, S., Kuipers, F., & Fu, J. (2021). Gut microbiome and bile acids in obesity-related diseases. Best Practice & Research Clinical Endocrinology & Metabolism, 35(3), 101493. https://doi.org/10.1016/j.beem.2021.101493

Li, R., Jia, Z., & Trush, M. A. (2016). Defining ROS in biology and medicine. Reactive oxygen species (Apex, NC), 1(1), 9. https://www.ncbi.nlm.nih.gov/pmc/articles/PMC5921829/.

Li, S. Y., Bhandary, B., Gu, X., & DeFalco, T. (2022). Perivascular cells support folliculogenesis in the developing ovary. Proceedings of the National Academy of

Sciences, 119(41), e2213026119. https://www.pnas.org/doi/abs/10.1073/pnas.2213026119

Liao, C., Chen, L., & Kannan, K. (2013). Occurrence of parabens in foodstuffs from China and its implications for human dietary exposure. Environment International, 57, 68-74. https://doi.org/10.1016/j.envint.2013.04.001

Liao, C., Liu, F., & Kannan, K. (2013). Occurrence of and dietary exposure to parabens in foodstuffs from the United States. Environmental science & technology, 47(8), 3918-3925. https://pubs.acs.org/doi/abs/10.1021/es400724s

Lin, M., Hua, R., Ma, J., Zhou, Y., Li, P., Xu, X., ... & Quan, S. (2021). Bisphenol A promotes autophagy in ovarian granulosa cells by inducing AMPK/mTOR/ULK1 signalling pathway. Environment international, 147, 106298. https://doi.org/10.1016/j.envint.2020.106298

Lindheim, L., Bashir, M., Münzker, J., Trummer, C., Zachhuber, V., Leber, B., ... & Obermayer-Pietsch, B. (2017). Alterations in gut microbiome composition and barrier function are associated with reproductive and metabolic defects in women with polycystic ovary syndrome (PCOS): a pilot study. PloS one, 12(1), e0168390. https://doi.org/10.1371/journal.pone.0168390

Lindsay, R. S., & Loeken, M. R. (2017). Metformin use in pregnancy: promises and uncertainties. Diabetologia, 60(9), 1612-1619. https://link.springer.com/article/10.1007/s00125-017-4351-y

Lithner, D., Larsson, Å., & Dave, G. (2011). Environmental and health hazard ranking and assessment of plastic polymers based on chemical composition. Science of the total environment, 409(18), 3309-3324. https://doi.org/10.1016/j.scitotenv.2011.04.038

Liu, R., Zhang, C., Shi, Y., Zhang, F., Li, L., Wang, X., ... & Ding, X. (2017). Dysbiosis of gut microbiota associated with clinical parameters in polycystic ovary syndrome. Frontiers in Microbiology, 8, 324. https://www.frontiersin.org/articles/10.3389/fmicb.2017.00324/full

Lizneva, D., Gavrilova-Jordan, L., Walker, W., & Azziz, R. (2016). Androgen excess: Investigations and management. Best practice & research Clinical obstetrics & gynaecology, 37, 98-118. https://doi.org/10.1016/j.bpobgyn.2016.05.003

Llusiá, J. B. (1995). El ovario: Fisiología y Patología. Ediciones Díaz de Santos.

Lopera-Valle, J. S., Parada-Pérez, A. M., Martínez-Sánchez, L. M., Jaramillo-Jaramillo, L. I., & Rojas-Jiménez, S. (2016). Calidad de vida en la menopausia, un reto en la práctica clínica. Revista Cubana de Medicina General Integral, 32(3), 1-11. http://scielo.sld.cu/scielo.php?script=sci_arttext&pid=S0864-21252016000300010

Lopez, L. M., Grimes, D. A., & Schulz, K. F. (2014). Steroidal contraceptives: effect on carbohydrate metabolism in women without diabetes mellitus. Cochrane Database of Systematic Reviews, (4). https://doi.org/10.1002/14651858.CD006133.pub5

López-Arellano, P., López-Arellano, K., Luna, J., Flores, D., Jiménez-Salazar, J., Gavia, G., ... & Bonilla, E. (2019). Perfluorooctanoic acid disrupts gap junction intercellular communication and induces reactive oxygen species formation and apoptosis in mouse ovaries. Environmental toxicology, 34(1), 92-98. https://onlinelibrary.wiley.com/doi/abs/10.1002/tox.22661

Lopez-Espinosa, M. J., Silva, E., Granada, A., Molina-Molina, J. M., Fernandez, M. F., Aguilar-Garduño, C., ... & Olea, N. (2009). Assessment of the total effective xenoestrogen burden in extracts of human placentas. Biomarkers, 14(5), 271-277. https://doi.org/10.1080/13547500902893744

Lu, S., Yu, Y., Ren, L., Zhang, X., Liu, G., & Yu, Y. (2018). Estimation of intake and uptake of bisphenols and triclosan from personal care products by dermal contact. Science of the Total Environment, 621, 1389-1396. https://doi.org/10.1016/j.scitotenv.2017.10.088

Luense, L. J., Veiga-Lopez, A., Padmanabhan, V., & Christenson, L. K. (2011). Developmental programming: gestational testosterone treatment alters fetal ovarian gene expression. Endocrinology, 152(12), 4974-4983. https://doi.org/10.1210/en.2011-1182

Lundqvist, C., Zuurbier, M., Leijs, M., Johansson, C., Ceccatelli, S., Saunders, M., ... & Koppe, J. G. (2006). The effects of PCBs and dioxins on child health. *Acta paediatrica*, *95*, 55-64. https://doi.org/10.1080/08035320600886257

Lyons, T. J., Silvestri, G., Dunn, J. A., Dyer, D. G., & Baynes, J. W. (1991). Role of glycation in modification of lens crystallins in diabetic and nondiabetic senile cataracts. *Diabetes*, *40*(8), 1010-1015. https://doi.org/10.2337/diab.40.8.1010

Mack, L. R., & Tomich, P. G. (2017). Gestational diabetes: diagnosis, classification, and clinical care. Obstetrics and Gynecology Clinics, 44(2), 207-217. https://doi.org/10.1016/j.ogc.2017.02.002

MacLaren, R., Cui, W., Simard, S., & Cianflone, K. (2008). Influence of obesity and insulin sensitivity on insulin signaling genes in human omental and subcutaneous adipose tissues. *Journal of lipid research*, *49*(2), 308-323. https://doi.org/10.1194/jlr.M700199-JLR200

Magoffin, D. A. (2005). Ovarian theca cell. The international journal of biochemistry & cell biology, 37(7), 1344-1349. https://doi.org/10.1016/j.biocel.2005.01.016

Mahalingaiah, S., & Diamanti-Kandarakis, E. (2015). Targets to treat metabolic syndrome in polycystic ovary syndrome. Expert opinion on therapeutic targets, 19(11), 1561-1574. https://doi.org/10.1517/14728222.2015.1101067

Mahjoub, S., & Masrour-Roudsari, J. (2012). Role of oxidative stress in pathogenesis of metabolic syndrome. Caspian journal of internal medicine, 3(1), 386. https://www.ncbi.nlm.nih.gov/pmc/articles/PMC4600138/

Main, K. M., Mortensen, G. K., Kaleva, M. M., Boisen, K. A., Damgaard, I. N., Chellakooty, M., ... & Skakkebæk, N. E. (2006). Human breast milk contamination with phthalates and alterations of endogenous reproductive hormones in infants three months of age. Environmental health perspectives, 114(2), 270-276. https://doi.org/10.1289/ehp.8075

Maldonado-Gómez, M. X., Martínez, I., Bottacini, F., O'Callaghan, A., Ventura, M., van Sinderen, D., ... & Walter, J. (2016). Stable engraftment of Bifidobacterium longum AH1206 in the human gut depends on individualized features of the resident microbiome. Cell host & microbe, 20(4), 515-526. https://doi.org/10.1016/j.chom.2016.09.001

Manique, M. E. S., & Ferreira, A. M. A. P. (2022). Polycystic Ovary Syndrome in Adolescence: Challenges in Diagnosis and Management. Revista Brasileira de Ginecologia e Obstetrícia/RBGO Gynecology and Obstetrics, 44(04), 425-433. https://www.thieme-connect.com/products/ejournals/html/10.1055/s-0042-1742292

Manual, M. S. D., & VERSION, P. P. (2020). MANUAL MSD Versión para profesionales. https://www.msdmanuals.com/es-es/professional/trastornos-endocrinol%C3%B3gicos-y-metab%C3%B3licos/principios-de-endocrinolog%C3%ADa/generalidades-sobre-el-sistema-endocrino#:~:text=El%20sistema%20endocrino%20coordina%20el,endocrinas%20(carentes%20de%20conductos)

March, W. A., Moore, V. M., Willson, K. J., Phillips, D. I., Norman, R. J., & Davies, M. J. (2010). The prevalence of polycystic ovary syndrome in a community sample assessed under contrasting diagnostic criteria. Human reproduction, 25(2), 544-551. https://doi.org/10.1093/humrep/dep399

Martín, J., Santos, J. L., Aparicio, I., & Alonso, E. (2016). Analytical method for biomonitoring of endocrine-disrupting compounds (bisphenol A, parabens, perfluoroalkyl compounds and a brominated flame retardant) in human hair by liquid chromatography-tandem mass spectrometry. Analytica Chimica Acta, 945, 95-101. https://doi.org/10.1016/j.aca.2016.10.004

Martínez Bebiá, M. (2022). Valoración nutricional y su relación con la exposición a disruptores hormonales en población universitaria del sur de España. Proyecto de investigación: Ánalisis de fuentes de exposición a Bisfenol A y derivados (Disruptores Endocrinos) e incidencia en la obesidad de escolares; Exposición alimentaria a análogos del bisfenol A con actividad disruptora endocrina en niños y su papel en el fenotipo obesogénico: búsqueda de biomarcadores. https://digitum.um.es/digitum/handle/10201/122534

Martínez-Hernández, José Enrique, Suárez-Cuenca, Juan Antonio, Martínez-Meraz, Manuel, López-Rivera, Itzcóatl Miguel, Pérez-Cabeza de Vaca, Rebeca, Mondragón-Terán, Paul, & Alcaraz-Estrada, Sofía Lizeth. (2019). Papel de la adiponectina en obesidad y diabetes tipo 2. Medicina interna de México, 35(3), 389-396. https://doi.org/10.24245/mim.v35i3.2448

Masuno, H., Kidani, T., Sekiya, K., Sakayama, K., Shiosaka, T., Yamamoto, H., & Honda, K. (2002). Bisphenol A in combination with insulin can accelerate the conversion of 3T3-L1 fibroblasts to adipocytes. *Journal of lipid research*, *43*(5), 676-684. https://doi.org/10.1016/S0022-2275(20)30108-5

Matthews, J. B., Twomey, K., & Zacharewski, T. R. (2001). In vitro and in vivo interactions of bisphenol A and its metabolite, bisphenol A glucuronide, with estrogen receptors α and β. Chemical research in toxicology, 14(2), 149-157. https://pubs.acs.org/doi/abs/10.1021/tx0001833

Mauri, M., Calmarza, P., & Ibarretxe, D. (2021). Dislipemias y embarazo, una puesta al día. Clínica e Investigación en Arteriosclerosis, 33(1), 41-52. https://doi.org/10.1016/j.arteri.2020.10.002

Mayor Oxilia, R. (2010). Estrés oxidativo y sistema de defensa antioxidante. Rev. Inst. Med. Trop, 23-29. http://scielo.iics.una.py/scielo.php?pid=S1996-36962010000200005&script=sci_arttext

Mayorga, M. P., & Talero, A. P. (2022). DISRUPTORES ENDOCRINOS. Fisiología endocrina, 396.

McCance, D. R., Dyer, D. G., Dunn, J. A., Bailie, K. E., Thorpe, S. R., Baynes, J. W., & Lyons, T. J. (1993). Maillard reaction products and their relation to complications in insulin-dependent diabetes mellitus. The Journal of clinical investigation, 91(6), 2470-2478. https://www.jci.org/articles/view/116482

McGee, E. A., & Hsueh, A. J. (2000). Initial and cyclic recruitment of ovarian follicles. *Endocrine reviews*, *21*(2), 200-214. https://doi.org/10.1210/edrv.21.2.0394

McLachlan, J. A., & Arnold, S. F. (1996). Environmental estrogens. American Scientist, 84(5), 452-461. https://www.jstor.org/stable/29775749

McLachlan, J. A., Newbold, R. R., & Bullock, B. C. (1980). Long-term effects on the female mouse genital tract associated with prenatal exposure to diethylstilbestrol. Cancer Research, 40(11), 3988-3999. https://aacrjournals.org/cancerres/article/40/11/3988/484499/Long-Term-Effects-on-the-Female-Mouse-Genital

Mead, M. N. (2004). Origins of obesity. Environmental Health Perspectives, 112(6), A344-A344. https://doi.org/10.1289/ehp.112-a344

Mead, M. N. (2008). Contaminants in human milk: weighing the risks against the benefits of breastfeeding. https://ehp.niehs.nih.gov/doi/full/10.1289/ehp.116-a426

Meling, D. D., Warner, G. R., Szumski, J. R., Gao, L., Gonsioroski, A. V., Rattan, S., & Flaws, J. A. (2020). The effects of a phthalate metabolite mixture on antral follicle growth and sex steroid synthesis in mice. Toxicology and applied pharmacology, 388, 114875. https://doi.org/10.1016/j.taap.2019.114875

Melzer, D., Osborne, N. J., Henley, W. E., Cipelli, R., Young, A., Money, C., ... & Galloway, T. S. (2012). Urinary bisphenol A concentration and risk of future coronary artery disease in apparently healthy men and women. Circulation, 125(12), 1482-1490. https://www.ahajournals.org/doi/full/10.1161/CIRCULATIONAHA.111.069153

Menale, C., Grandone, A., Nicolucci, C., Cirillo, G., Crispi, S., Di Sessa, A., ... & Miraglia Del Giudice, E. (2017). Bisphenol A is associated with insulin resistance and modulates adiponectin and resistin gene expression in obese children. Pediatric obesity, 12(5), 380-387. https://doi.org/10.1111/ijpo.12154

Menale, C., Piccolo, M. T., Cirillo, G., Calogero, R. A., Papparella, A., Mita, L., ... & Mita, D. G. (2015). Bisphenol A effects on gene expression in adipocytes from children: association with metabolic disorders. J Mol Endocrinol, 54(3), 289-303. https://www.researchgate.net/profile/Nadia-Diano/publication/275052583_Bisphenol_A_effects_on_gene_expression_in_children_adipocytes_association_to_metabolic_disorders/links/5919a7a0aca2722d7cfe4c6d/Bisphenol-A-effects-on-gene-expression-in-children-adipocytes-association-to-metabolic-disorders.pdf

Mendonca, K., Hauser, R., Calafat, A. M., Arbuckle, T. E., & Duty, S. M. (2014). Bisphenol A concentrations in maternal breast milk and infant urine. International archives of occupational and environmental health, 87(1), 13-20. https://link.springer.com/article/10.1007/s00420-012-0834-9

Mendoza Cantú, A., & Ize Lema, I. A. R. (2017). Las sustancias químicas en México. Perspectivas para un manejo adecuado. Revista internacional de contaminación ambiental, 33(4), 719-745.

Meyer, L. K., Ciaraldi, T. P., Henry, R. R., Wittgrove, A. C., & Phillips, S. A. (2013). Adipose tissue depot and cell size dependency of adiponectin synthesis and secretion in human obesity. *Adipocyte*, *2*(4), 217-226. https://doi.org/10.4161/adip.24953

Mitra, S., Nayak, P. K., & Agrawal, S. (2015). Laparoscopic ovarian drilling: An alternative but not the ultimate in the management of polycystic ovary syndrome. Journal of natural science, biology, and medicine, 6(1), 40. https://www.ncbi.nlm.nih.gov/pmc/articles/PMC4367066/

Moncayo, D., Trejos, R., Maridueña, A., & Castro, R. (2010). Niveles de mercurio, cadmio y plomo en productos pesqueros de exportación. Revista Ciencias del Mar y Limnología, 4(1), 65-74. https://institutopesca.gob.ec/wp-content/uploads/2017/08/Niveles-de-mercurio.pdf

Montes, P. B., Soberanis, B. L., Fernández, G. O., & MORENO, F. V. (2001). Ftalatos y efectos en la salud. Revista internacional de contaminación ambiental, 17(4), 205-215. https://www.revistascca.unam.mx/rica/index.php/rica/article/view/25362

Moore, K. L., Persaud, T. V. N., & Torchia, M. G. (Eds.). (2020). *Embriología clínica.* Elsevier. https://books.google.es/books?hl=es&lr=&id=F8rSDwAAQBAJ&oi=fnd&pg=PP1&dq=Moore,+K.+L.,+Persaud,+T.+V.+N.,+%26+Torchia,+M.+G.+(Eds.).+(2020).+Embriolog%C3%ADa+cl%C3%ADnica.+Elsevier.&ots=GWZ4LYORht&sig=xXSyPvKBqk2cvzdx0X4TAnApx7I#v=onepage&q&f=false

Mortada, R., & Williams, T. (2015). Metabolic Syndrome: Polycystic Ovary Syndrome. FP essentials, 435, 30-42. https://europepmc.org/article/med/26280343

Muñoz J. (2017). Determinación de cadmio en fertilizantes, plantas de Oryza sativa L. y suelos de la provincia del Guayas: propuesta de saneamiento. Tesis de Ingeniería. Facultad de Ciencias Naturales, Universidad de Guayaquil. Guayaquil, Ecuador, 58 pp.

Murri, M., Luque-Ramírez, M., Insenser, M., Ojeda-Ojeda, M., & Escobar-Morreale, H. F. (2013). Circulating markers of oxidative stress and polycystic ovary syndrome (PCOS): a systematic review and meta-analysis. Human reproduction update, 19(3), 268-288. https://doi.org/10.1093/humupd/dms059

Nadal, A., Alonso-Magdalena, P., Soriano, S., Quesada, I., & Ropero, A. B. (2009). The pancreatic β-cell as a target of estrogens and xenoestrogens: implications for blood glucose homeostasis and diabetes. Molecular and cellular endocrinology, 304(1-2), 63-68. https://doi.org/10.1016/j.mce.2009.02.016

National Toxicology Program. (1982). Carcinogenesis bioassay of di (2-ethylhexyl) phthalate (CAS No. 117-81-7) in F344 rats and B6C3F1 mice (feed studies). National Toxicology Program technical report series, 217, 1-127. https://pubmed.ncbi.nlm.nih.gov/12778218/

Naumova, E. N., Yepes, H., Griffiths, J. K., Sempértegui, F., Khurana, G., Jagai, J. S., ... & Estrella, B. (2007). Emergency room visits for respiratory conditions in children increased after Guagua Pichincha volcanic eruptions in April 2000 in Quito, Ecuador observational study: time series analysis. *Environmental Health*, *6*(1), 1-11. https://ehjournal.biomedcentral.com/articles/10.1186/1476-069X-6-21

Nestler, J. E., Clore, J. N., & Blackard, W. G. (1989). The central role of obesity (hyperinsulinemia) in the pathogenesis of the polycystic ovary syndrome. American Journal of Obstetrics & Gynecology, 161(5), 1095-1097. https://doi.org/10.1016/0002-9378(89)90640-6

Netter, F. H. (2014). Atlas of human anatomy, Professional Edition E-Book: including NetterReference. com Access with full downloadable image Bank. Elsevier health sciences.

Nguyen, T. A. H., Ngo, H. H., Guo, W. S., Zhang, J., Liang, S., Yue, Q. Y., ... & Nguyen, T. V. (2013). Applicability of agricultural waste and by-products for adsorptive removal of heavy metals from wastewater. Bioresource technology, 148, 574-585. https://doi.org/10.1016/j.biortech.2013.08.124

Nobile, M., Arioli, F., Pavlovic, R., Ceriani, F., Lin, S. K., Panseri, S., ... & Chiesa, L. M. (2020). Presence of emerging contaminants in baby food. Food Additives & Contaminants: Part A, 37(1), 131-142. https://doi.org/10.1080/19440049.2019.1682686

Nuñez, G., Benedict, M. A., Hu, Y., & Inohara, N. (1998). Caspases: the proteases of the apoptotic pathway. Oncogene, 17(25), 3237-3245. https://www.nature.com/articles/1202581

Nuyt, A. M. (2008). Mechanisms underlying developmental programming of elevated blood pressure and vascular dysfunction: evidence from human studies and experimental animal models. Clinical Science, 114(1), 1-17. https://doi.org/10.1042/CS20070113

Octavio-Aguilar, P., & Olmos-Palma, D. A. (2022). Efectos sobre la salud del agua contaminada por metales pesados. Herreriana, 4(1), 43-47. https://doi.org/10.29057/h.v4i1.8630

Ohlstein, J. F., Strong, A. L., McLachlan, J. A., Gimble, J. M., Burow, M. E., & Bunnell, B. A. (2014). Bisphenol A enhances adipogenic differentiation of human adipose stromal/stem cells. Journal of molecular endocrinology, 53(3), 345. https://www.ncbi.nlm.nih.gov/pmc/articles/PMC4757902/

Oktem, O., & Urman, B. (2010). Understanding follicle growth in vivo. *Human reproduction*, *25*(12), 2944-2954. https://doi.org/10.1093/humrep/deq275

OMS. (1972). Constitución de la Organización Mundial de la Salud. OMS (Organizacion Mundial de la Salud).

Orci, L. (1985). The insulin factory: a tour of the plant surroundings and a visit to the assembly line. Diabetologia, 28(8), 528-546. https://link.springer.com/article/10.1007/BF00281987

O'Reilly, M. W., Taylor, A. E., Crabtree, N. J., Hughes, B. A., Capper, F., Crowley, R. K., ... & Arlt, W. (2014). Hyperandrogenemia predicts metabolic phenotype in polycystic ovary syndrome: the utility of serum androstenedione. *The journal of clinical endocrinology & metabolism*, *99*(3), 1027-1036. https://doi.org/10.1210/jc.2013-3399

Orellana, M., & Guajardo, V. (2004). Actividad del citocromo P450 y su alteración en diversas patologías. *Revista médica de Chile*, *132*(1), 85-94. https://www.scielo.cl/scielo.php?pid=s0034-98872004000100014&script=sci_arttext

Orio, F., Muscogiuri, G., Nese, C., Palomba, S., Savastano, S., Tafuri, D., ... & Yildiz, B. O. (2016). Obesity, type 2 diabetes mellitus and cardiovascular disease risk: an uptodate in the management of polycystic ovary syndrome. European Journal of Obstetrics & Gynecology and Reproductive Biology, 207, 214-219. https://doi.org/10.1016/j.ejogrb.2016.08.026

OROZCO GUERRA, K. D. (2022). METABOLISMO DE PURINAS EN CÉLULAS MUSCULARES EN RESPUESTA A EXPOSICIÓN A FTALATOS (Master's thesis, Centro de Investigaciones Biológicas del Noroeste, SC).

Ortiz-Flores, A. E., Pascual-Corrales, E., Araujo-Castro, M., & Escobar-Morreale, H. F. (2020). Hiperandrogenismo femenino. Medicine-Programa de Formación Médica Continuada Acreditado, 13(18), 1007-1018. https://doi.org/10.1016/j.med.2020.10.003

Osibogun, O., Ogunmoroti, O., & Michos, E. D. (2020). Polycystic ovary syndrome and cardiometabolic risk: opportunities for cardiovascular disease prevention. Trends in cardiovascular medicine, 30(7), 399-404. https://doi.org/10.1016/j.tcm.2019.08.010

Oviedo-Anchundia, R., Moina-Quimí, E., Naranjo-Morán, J., & Barcos-Arias, M. (2017). Contaminación por metales pesados en el sur del Ecuador asociada a la actividad minera. Bionatura, 2, 437-441. https://www.revistabionatura.com/pluginAppObj/pluginAppObj_163_03/Bionatura.-Vol-2-No-4--2017-ONLINE.pdf

Palioura, E., & Diamanti-Kandarakis, E. (2015). Polycystic ovary syndrome (PCOS) and endocrine disrupting chemicals (EDCs). Reviews in Endocrine and Metabolic Disorders, 16(4), 365-371. https://link.springer.com/article/10.1007/s11154-016-9326-7

Palma Cárdenas, C. D. (2021). Bisfenol A: Presencia en alimentos y toxicidad. https://idus.us.es/handle/11441/132754

Palomba, S., Daolio, J., & La Sala, G. B. (2017). Oocyte competence in women with polycystic ovary syndrome. Trends in Endocrinology & Metabolism, 28(3), 186-198. https://doi.org/10.1016/j.tem.2016.11.008

Pan, M. H., Wu, Y. K., Liao, B. Y., Zhang, H., Li, C., Wang, J. L., ... & Ma, B. (2021). Bisphenol a exposure disrupts organelle distribution and functions during mouse oocyte maturation. Frontiers in Cell and Developmental Biology, 9, 661155. https://www.frontiersin.org/articles/10.3389/fcell.2021.661155/full

Paneque, A. E., Gonzalez, M. G., & Arroyo, E. N. (2016). Environmental pollution, its influence on human beings, in particular: the female reproductive system. REVISTA UNIVERSIDAD Y SOCIEDAD, 8(3), 80-86. http://scielo.sld.cu/scielo.php?script=sci_arttext&pid=S2218-36202016000300010&lng=es&tlng=.

Pangas, S. A., & Rajkovic, A. (2006). Transcriptional regulation of early oogenesis: in search of masters. *Human Reproduction Update*, *12*(1), 65-76. https://doi.org/10.1093/humupd/dmi033

Papalou, O., M Victor, V., & Diamanti-Kandarakis, E. (2016). Oxidative stress in polycystic ovary syndrome. Current pharmaceutical design, 22(18), 2709-2722. https://www.ingentaconnect.com/content/ben/cpd/2016/00000022/00000018/art00013

Parets, M. H., Ferrer, Y. B., & González, M. Z. (2022). Metformina, una realidad terapéutica en el tratamiento de la diabetes mellitus gestacional. Acta Médica del Centro, 16(2).

Park, S. Y., Jeon, J. H., Jeong, K., Chung, H. W., Lee, H., Sung, Y. A., ... & Ha, E. H. (2021). The association of ovarian reserve with exposure to bisphenol A and phthalate in reproductive-aged women. Journal of Korean Medical Science, 36(2). https://synapse.koreamed.org/articles/1146286

Pastor-Barriuso, R., Fernández, M. F., Castaño-Vinyals, G., Whelan, D., Pérez-Gómez, B., Llorca, J., ... & Pollán, M. (2016). Total effective xenoestrogen burden in serum samples and risk for breast cancer in a population-based multicase–control study in Spain. Environmental health perspectives, 124(10), 1575-1582. https://ehp.niehs.nih.gov/doi/full/10.1289/EHP157

Patra, S. K., Nasrat, H., Goswami, B., & Jain, A. (2012). Vitamin D as a predictor of insulin resistance in polycystic ovarian syndrome. Diabetes & Metabolic Syndrome: Clinical Research & Reviews, 6(3), 146-149. https://doi.org/10.1016/j.dsx.2012.09.006

Pawlina, W., & Ross, M. H. (2018). Histology: a text and atlas: with correlated cell and molecular biology. Lippincott Williams & Wilkins.

Pedersen, H. K., Gudmundsdottir, V., Nielsen, H. B., Hyotylainen, T., Nielsen, T., Jensen, B. A. H., ... & Trošt, K. (2016). Consortium MHIT, Kristiansen K, Brix S, Raes J, Wang J, Hansen T, Bork P, Brunak S, Oresic M, Ehrlich SD, Pedersen O. Human gut microbes impact host serum metabolome and insulin sensitivity. Nature, 535(7612), 376-381.

Pérez Rojas, J. M., & Maroto Fernandez, K. E. (2018). Síndrome de ovarios poliquísticos. Medicina Legal de Costa Rica, 35(1), 94-101. http://www.scielo.sa.cr/scielo.php?script=sci_arttext&pid=S1409-00152018000100094&lng=en&tlng=es.

Persson, S., Elenis, E., Turkmen, S., Kramer, M. S., Yong, E. L., & Sundström-Poromaa, I. (2019). Fecundity among women with polycystic ovary syndrome (PCOS)—a population-based study. Human Reproduction, 34(10), 2052-2060. https://doi.org/10.1093/humrep/dez159

Petto, J., Santos, A. C. N. D., Motta, M. T., Teixeira Filho, R. S., Santo, D. G. C. D. E., Ribas, J. L. L., & Ladeia, A. M. T. (2015). Adiponectina: caracterização, ação metabólica e cardiovascular.

Pfieffer, M. L. (2019). Polycystic ovary syndrome: An update. Nursing2020, 49(8), 34-40. https://journals.lww.com/nursing/Fulltext/2019/08000/Polycystic_ovary_syndrome__An_update.9.aspx

Pi, J., Bai, Y., Zhang, Q., Wong, V., Floering, L. M., Daniel, K. ... & Collins, S. (2007). Reactive oxygen species as a signal in glucose-stimulated insulin secretion. Diabetes, 56(7), 1783-1791. https://doi.org/10.2337/db06-1601

Pinney, S. E., Mesaros, C. A., Snyder, N. W., Busch, C. M., Xiao, R., Aijaz, S., ... & Manson, J. M. (2017). Second trimester amniotic fluid bisphenol A concentration is associated with decreased birth weight in term infants. Reproductive toxicology, 67, 1-9. https://doi.org/10.1016/j.reprotox.2016.11.007

Pisoschi, A. M., & Pop, A. (2015). The role of antioxidants in the chemistry of oxidative stress: A review. European journal of medicinal chemistry, 97, 55-74. https://doi.org/10.1016/j.ejmech.2015.04.040

Pjanic, M. (2017). The role of polycarbonate monomer bisphenol-A in insulin resistance. PeerJ, 5, e3809. https://doi.org/10.7717/peerj.3809

Pollet, R. M., D'Agostino, E. H., Walton, W. G., Xu, Y., Little, M. S., Biernat, K. A., ... & Redinbo, M. R. (2017). An atlas of β-glucuronidases in the human intestinal microbiome. Structure, 25(7), 967-977. https://doi.org/10.1016/j.str.2017.05.003

Poormoosavi, S. M., Behmanesh, M. A., Janati, S., & Najafzadehvarzi, H. (2019). Level of bisphenol a in follicular fluid and serum and oocyte morphology in patients undergoing IVF treatment. Journal of family & reproductive health, 13(3), 154. https://www.ncbi.nlm.nih.gov/pmc/articles/PMC7072031/

Poretsky, L., Cataldo, N. A., Rosenwaks, Z. E. V., & Giudice, L. C. (1999). The insulin-related ovarian regulatory system in health and disease. Endocrine reviews, 20(4), 535-582. https://www.researchgate.net/profile/Leonid-Poretsky/publication/12847215_The_Insulin-Related_Ovarian_Regulatory_System_in_Health_and_Disease/links/5fb266604585151 8fdaa1097/The-Insulin-Related-Ovarian-Regulatory-System-in-Health-and-Disease.pdf

Practice Committee of the American Society for Reproductive Medicine. (2015). Testing and interpreting measures of ovarian reserve: a committee opinion. Fertility and sterility, 103(3), e9-e17. https://doi.org/10.1016/j.fertnstert.2014.12.093

Prakasam, A., Sethupathy, S., & Lalitha, S. (2001). Plasma and RBCs antioxidant status in occupational male pesticide sprayers. Clinica Chimica Acta, 310(2), 107-112. https://doi.org/10.1016/S0009-8981(01)00487-9

Proaño Alvarado, M. D. C. (2016). Análisis espacial de concentraciones de metales pesados en agua y sedimentos en la Reserva Ecológica Manglares de Churute (Master's thesis, Facultad de Ciencias Naturales. Universidad de Guayaquil).

Qi, X., Yun, C., Pang, Y., & Qiao, J. (2021). The impact of the gut microbiota on the reproductive and metabolic endocrine system. Gut Microbes, 13(1), 1894070. https://doi.org/10.1080/19490976.2021.1894070

Qi, X., Yun, C., Sun, L., Xia, J., Wu, Q., Wang, Y., ... & Qiao, J. (2019). Gut microbiota–bile acid–interleukin-22 axis orchestrates polycystic ovary syndrome. Nature medicine, 25(8), 1225-1233. https://www.nature.com/articles/s41591-019-0509-0

Qiao, J., & Feng, H. L. (2011). Extra-and intra-ovarian factors in polycystic ovary syndrome: impact on oocyte maturation and embryo developmental competence. Human reproduction update, 17(1), 17-33. https://doi.org/10.1093/humupd/dmq032

Quintero, M., & Egleet, M. (2015). Síndrome de ovario poliquístico e infertilidad: Opciones de tratamiento. Revista de Obstetricia y Ginecología de Venezuela, 75(4), 269-279.

Rachoń, D., & Teede, H. (2010). Ovarian function and obesity—interrelationship, impact on women's reproductive lifespan and treatment options. Molecular and cellular endocrinology, 316(2), 172-179. https://doi.org/10.1016/j.mce.2009.09.026

Ragusa, A., Svelato, A., Santacroce, C., Catalano, P., Notarstefano, V., Carnevali, O., ... & Giorgini, E. (2021). Plasticenta: First evidence of microplastics in human placenta. Environment International, 146, 106274. https://doi.org/10.1016/j.envint.2020.106274

Ramos, J. J., Esteban, M., & Castaño, A. (2015). Exposición a ftalatos en niños y adultos. Revista de Salud Ambiental, 15, 80-83.

Rani, V., Deep, G., Singh, R. K., Palle, K., & Yadav, U. C. (2016). Oxidative stress and metabolic disorders: Pathogenesis and therapeutic strategies. Life sciences, 148, 183-193. https://doi.org/10.1016/j.lfs.2016.02.002

Ranjbar, A., Pasalar, P., Sedighi, A., & Abdollahi, M. (2002). Induction of oxidative stress in paraquat formulating workers. Toxicology letters, 131(3), 191-194. https://doi.org/10.1016/S0378-4274(02)00033-4.

Rebar, R. H. S. J. G. F., Judd, H. L., Yen, S. S., Rakoff, J., Vandenberg, G., & Naftolin, F. (1976). Characterization of the inappropriate gonadotropin secretion in polycystic ovary syndrome. *The Journal of clinical investigation*, *57*(5), 1320-1329. https://www.jci.org/articles/view/108400

Reddy, K. R., Deepika, M. L. N., Supriya, K., Latha, K. P., Rao, S. S., Rani, V. U., & Jahan, P. (2014). CYP11A1 microsatellite (tttta) n polymorphism in PCOS women from

South India. Journal of assisted reproduction and genetics, 31(7), 857-863. https://doi.org/10.1007/s10815-014-0236-x

Rees Clayton, E. M., Todd, M., Dowd, J. B., & Aiello, A. E. (2011). The impact of bisphenol A and triclosan on immune parameters in the US population, NHANES 2003–2006. Environmental health perspectives, 119(3), 390-396. https://doi.org/10.1289/ehp.1002883

Rees, D. A., Jenkins-Jones, S., & Morgan, C. L. (2016). Contemporary reproductive outcomes for patients with polycystic ovary syndrome: a retrospective observational study. The Journal of Clinical Endocrinology & Metabolism, 101(4), 1664-1672. https://doi.org/10.1210/jc.2015-2682

Rehan, M., Ahmad, E., Sheikh, I. A., Abuzenadah, A. M., Damanhouri, G. A., Bajouh, O. S., ... & Beg, M. A. (2015). Androgen and progesterone receptors are targets for bisphenol A (BPA), 4-Methyl-2, 4-bis-(P-Hydroxyphenyl) Pent-1-Ene—a potent metabolite of BPA, and 4-Tert-Octylphenol: a computational insight. PLoS One, 10(9), e0138438. https://journals.plos.org/plosone/article?id=10.1371/journal.pone.0138438

Rey, R. (2001). Diferenciación sexual embrio-fetal: De las moléculas a la anatomía. *Revista chilena de anatomía*, *19*(1), 75-82. https://www.scielo.cl/scielo.php?pid=S0716-98682001000100012&script=sci_arttext&tlng=en

Rimon-Dahari, N., Yerushalmi-Heinemann, L., Alyagor, L., & Dekel, N. (2016). Ovarian folliculogenesis. Molecular mechanisms of cell differentiation in gonad development, 167-190. https://link.springer.com/chapter/10.1007/978-3-319-31973-5_7

Rist, S., Almroth, B. C., Hartmann, N. B., & Karlsson, T. M. (2018). A critical perspective on early communications concerning human health aspects of microplastics. Science of the Total Environment, 626, 720-726. https://doi.org/10.1016/j.scitotenv.2018.01.092

Rivera, N., Chica, J., Zambrano, I., & García, C. (2017). Estudio del comportamiento de un motor ciclo otto de inyección electrónica respecto de la estequiometría de la mezcla y del adelanto al encendido para la ciudad de Cuenca. Revista Politécnica, 40(1), 59-67. http://scielo.senescyt.gob.ec/scielo.php?script=sci_arttext&pid=S1390-01292017000300059&lng=es&tlng=es.

Robinson, S., Kiddy, D., Gelding, S. V., Willis, D., Niththyananthan, R., Bush, A., ... & Franks, S. (1993). The relationship of insulin insensitivity to menstrual pattern in women with hyperandrogenism and polycystic ovaries. Clinical Endocrinology, 39(3), 351-355. https://doi.org/10.1111/j.1365-2265.1993.tb02376.x

Rodgers, R. J., Avery, J. C., Moore, V. M., Davies, M. J., Azziz, R., Stener-Victorin, E., ... & Teede, H. J. (2019). Complex diseases and co-morbidities: polycystic ovary syndrome and type 2 diabetes mellitus. Endocrine Connections, 8(3), R71-R75. https://ec.bioscientifica.com/view/journals/ec/8/3/EC-18-0502.xml

Rodríguez Carrasco, B. B., Alonso Cordero, M. E., & Boyero Fernández, E. (2003). Estrés oxidativo y sistema de defensa antioxidante. Rev cienc méd habana. https://pesquisa.bvsalud.org/portal/resource/pt/cum-28874

Roghair, R. D., Lamb, F. S., Miller Jr, F. J., Scholz, T. D., & Segar, J. L. (2005). Early gestation dexamethasone programs enhanced postnatal ovine coronary artery vascular reactivity. American Journal of Physiology-Regulatory, Integrative and Comparative Physiology, 288(1), R46-R53. https://journals.physiology.org/doi/full/10.1152/ajpregu.00165.2004

Rojas, J., Chávez, M., Olivar, L., Rojas, M., Morillo, J., Mejías, J., ... & Bermúdez, V. (2014). Polycystic ovary syndrome, insulin resistance, and obesity: navigating the pathophysiologic labyrinth. International journal of reproductive medicine, 2014. https://www.hindawi.com/journals/ijrmed/2014/719050/

Rojas, M., & Prieto, R. (2014). Embryology of the Female Genital System. International Journal of Medical and Surgical Sciences, 1(2), 153-166. https://revistas.uautonoma.cl/index.php/ijmss/article/view/235

Romero Bracconi, G., Palencia Medina, A., Marrero Blanco, S., Moran Winder, A., Montoya Porras, O., & Torrealba Espinoza, J. (2017). Evaluación de la exposición a benceno en trabajadores de diferentes áreas laborales. Revista Salud Uninorte, 33(3), 363-372.

Rondanelli, M., Faliva, M. A., Perna, S., Giacosa, A., Peroni, G., & Castellazzi, A. M. (2017). Using probiotics in clinical practice: Where are we now? A review of existing meta-analyses. Gut microbes, 8(6), 521-543. https://doi.org/10.1080/19490976.2017.1345414

Rotterdam ESHRE/ASRM-Sponsored PCOS Consensus Workshop Group. (2004). Revised 2003 consensus on diagnostic criteria and long-term health risks related to polycystic ovary syndrome (PCOS). Human reproduction, 19(1), 41-47. https://doi.org/10.1093/humrep/deh098

Rubira Pazmiño, D. (2021). Percepción de riesgo de efectos tóxicos del mercurio en trabajadores de una mina de extracción de oro en la provincia de Zamora.

Rudel, R. A., Camann, D. E., Spengler, J. D., Korn, L. R., & Brody, J. G. (2003). Phthalates, alkylphenols, pesticides, polybrominated diphenyl ethers, and other endocrine-disrupting compounds in indoor air and dust. Environmental science & technology, 37(20), 4543-4553. https://pubs.acs.org/doi/abs/10.1021/es0264596

Saavedra, J. S., Hernández, R. M. M., Díaz, V. J. R., Domínguez, A. S., & Elizondo, R. G. B. (2011). Histología: biología celular y tisular, instructivo de laboratorio. McGraw-Hill Interamericana. https://accessmedicina.mhmedical.com/book.aspx?bookID=1503

Sachidanandam, K., Fagan, S. C., & Ergul, A. (2005). Estrés Oxidativo y Enfermedad Cardiovascular: Antioxidantes y Problemas no Resueltos. Cardiovascular Drug Reviews, 23(2), 115-132.

Sadler, T. W., & Langman, J. (2007). Embriologia medica/Medical Embryology: Con orientacion clinica/With Clinical Orientation. Ed. Médica Panamericana.

Saitou, M., Barton, S. C., & Surani, M. A. (2002). A molecular programme for the specification of germ cell fate in mice. *Nature*, *418*(6895), 293-300. https://www.nature.com/articles/nature00927

Sakizadeh, M. (2019). Spatiotemporal variations and characterization of the chronic cancer risk associated with benzene exposure. Ecotoxicology and environmental safety, 182, 109387. https://doi.org/10.1016/j.ecoenv.2019.109387

Sakurai, K., Kawazuma, M., Adachi, T., Harigaya, T., Saito, Y., Hashimoto, N., & Mori, C. (2004). Bisphenol A affects glucose transport in mouse 3T3-F442A adipocytes. British journal of pharmacology, 141(2), 209-214. https://doi.org/10.1038/sj.bjp.0705520

Sánchez, A. A., & Tello, L. L. G. (2019). La contaminación ambiental en los acuíferos de Ecuador. Revista Visión Contable, (19), 64-101. https://doi.org/10.24142/rvc.n19a4

Sánchez, J. F. D. L. T., Méndez, Á. F., Andrade, D. M. G., Sánchez, A. L., Velasco, H. L., Martinez, C. E. I., ... & Llaven, A. O. (2015). Reproducción animal: Temas selectos sobre biotecnología de la reproducción animal. Divulgación Universitaria.

Sánchez-Valle, V., & Méndez-Sánchez, N. (2018). Estrés oxidativo, antioxidantes y enfermedad. Médica Sur, 20(3), 161-168. https://www.medigraphic.com/cgi-bin/new/resumenI.cgi?IDARTICULO=79284

Sayeed, I., Parvez, S., Pandey, S., Bin-Hafeez, B., Haque, R., & Raisuddin, S. (2003). Oxidative stress biomarkers of exposure to deltamethrin in freshwater fish, Channa punctatus Bloch. Ecotoxicology and environmental safety, 56(2), 295-301. https://doi.org/10.1016/S0147-6513(03)00009-5

Scaglia, H., Chichizola, C., Franconi, M. C., Ludueña, B., Mastandrea, C., & Scaglia, J. (2009). Disruptores endocrinos. Composición química, mecanismo de acción y efecto sobre el eje reproductivo. Reproducción, 24(2), 74-86.

Scherer, P. E., Williams, S., Fogliano, M., Baldini, G., & Lodish, H. F. (1995). A novel serum protein similar to C1q, produced exclusively in adipocytes. Journal of Biological chemistry, 270(45), 26746-26749. https://doi.org/10.1074/jbc.270.45.26746

Schieber, M., & Chandel, N. S. (2014). ROS function in redox signaling and oxidative stress. Current biology, 24(10), R453-R462. https://doi.org/10.1016/j.cub.2014.03.034 .

Schnorr, S. L., Candela, M., Rampelli, S., Centanni, M., Consolandi, C., Basaglia, G., ... & Crittenden, A. N. (2014). Gut microbiome of the Hadza hunter-gatherers. Nature communications, 5(1), 1-12. https://www.nature.com/articles/ncomms4654

Schug, T. T., Johnson, A. F., Birnbaum, L. S., Colborn, T., Guillette Jr, L. J., Crews, D. P., ... & Heindel, J. J. (2016). Minireview: endocrine disruptors: past lessons and future directions. Molecular Endocrinology, 30(8), 833-847. https://doi.org/10.1210/me.2016-1096

Scsukova, S., Rollerova, E., & Mlynarcikova, A. B. (2016). Impact of endocrine disrupting chemicals on onset and development of female reproductive disorders and hormone-related cancer. Reproductive biology, 16(4), 243-254. https://doi.org/10.1016/j.repbio.2016.09.001

Sell, D. R., Lane, M. A., Johnson, W. A., Masoro, E. J., Mock, O. B., Reiser, K. M., ... & Monnier, V. M. (1996). Longevity and the genetic determination of collagen glycoxidation kinetics in mammalian senescence. *Proceedings of the National Academy of Sciences*, *93*(1), 485-490. https://doi.org/10.1073/pnas.93.1.485

Senior, W. J., G. (2016, December 12). CONTENIDO DE METALES PESADOS EN ORGANISMOS ACUÍCOLAS EXPENDIDOS EN LOS MERCADOS DE LA CIUDAD DE MACHALA, PROVINCIA DE EL ORO. https://doi.org/10.31219/osf.io/55g8x

Senior, W., Valarezo, C., Johnny, T., Yaguachi, A. C., RODRÍGUEZ, G., Benitez, A. M., ... & Marquez, A. (2016). Evaluación de la distribución del contenido total y biodisponibles de los metales pesados, Cu, Cd, Pb y Hg en sedimentos superficiales del estero de Santa Rosa, Provincia De El Oro, Ecuador. 1. https://doi.org/10.31219/osf.io/knsyz

Sharpe, R. M., & Skakkebaek, N. E. (1993). Are oestrogens involved in falling sperm counts and disorders of the male reproductive tract?. The Lancet, 341(8857), 1392-1396. https://doi.org/10.1016/0140-6736(93)90953-E

Sherman, S. B., Sarsour, N., Salehi, M., Schroering, A., Mell, B., Joe, B., & Hill, J. W. (2018). Prenatal androgen exposure causes hypertension and gut microbiota dysbiosis. Gut Microbes, 9(5), 400-421. https://doi.org/10.1080/19490976.2018.1441664

Shi, J., Liu, C., Chen, M., Yan, J., Wang, C., Zuo, Z., & He, C. (2021). The interference effects of bisphenol A on the synthesis of steroid hormones in human ovarian granulosa cells. Environmental Toxicology, 36(4), 665-674. https://doi.org/10.1002/tox.23070

Shimizu, M., Ohta, K., Matsumoto, Y., Fukuoka, M., Ohno, Y., & Ozawa, S. (2002). Sulfation of bisphenol A abolished its estrogenicity based on proliferation and gene expression in human breast cancer MCF-7 cells. Toxicology in vitro, 16(5), 549-556. https://doi.org/10.1016/S0887-2333(02)00055-3

Sifakis, S., Androutsopoulos, V. P., Tsatsakis, A. M., & Spandidos, D. A. (2017). Human exposure to endocrine disrupting chemicals: effects on the male and female reproductive systems. Environmental Toxicology and Pharmacology, 51, 56-70. https://doi.org/10.1016/j.etap.2017.02.024

Sinnatamby, C. S. (2011). Last's Anatomy e-Book: Regional and Applied. Elsevier Health Sciences.

Sirimi, N., & Goulis, D. G. (2010). Obesity in pregnancy. Hormones, 9(4), 299-306. https://www.sciencedirect.com/science/article/abs/pii/S0303720709001440

Sirivarasai, J., Chanprasertyothin, S., Kongtip, P., & Woskie, S. (2021). Genetic Polymorphisms of Pesticide-Metabolizing Enzymes and Transporters in Agricultural Workers and Thyroid Hormone Levels. Risk Management and Healthcare Policy, 14, 3435. https://www.ncbi.nlm.nih.gov/pmc/articles/PMC8380960/

Sirmans, S. M., & Pate, K. A. (2014). Epidemiology, diagnosis, and management of polycystic ovary syndrome. Clinical epidemiology, 6, 1. https://www.ncbi.nlm.nih.gov/pmc/articles/PMC3872139/

Skakkebaek, N. E. (2016). A brief review of the link between environment and male reproductive health: lessons from studies of testicular germ cell cancer. Hormone research in paediatrics, 86(4). https://www.karger.com/Article/Abstract/443400

Skinner, M. K. (2005). Regulation of primordial follicle assembly and development. *Human reproduction update*, *11*(5), 461-471. https://doi.org/10.1093/humupd/dmi020

Skinner, M. K. (2011). Role of epigenetics in developmental biology and transgenerational inheritance. *Birth Defects Research Part C: Embryo Today: Reviews*, *93*(1), 51-55. https://doi.org/10.1002/bdrc.20199

Skinner, M. K., Manikkam, M., & Guerrero-Bosagna, C. (2010). Epigenetic transgenerational actions of environmental factors in disease etiology. *Trends in Endocrinology & Metabolism*, *21*(4), 214-222. https://doi.org/10.1016/j.tem.2009.12.007

Skubleny, D., Switzer, N. J., Gill, R. S., Dykstra, M., Shi, X., Sagle, M. A., ... & Karmali, S. (2016). The impact of bariatric surgery on polycystic ovary syndrome: a systematic review and meta-analysis. Obesity surgery, 26(1), 169-176. https://link.springer.com/article/10.1007/s11695-015-1902-5

Snezhkina, A. V., Kudryavtseva, A. V., Kardymon, O. L., Savvateeva, M. V., Melnikova, N. V., Krasnov, G. S., & Dmitriev, A. A. (2019). ROS generation and antioxidant defense systems in normal and malignant cells. Oxidative medicine and cellular longevity, 2019. https://doi.org/10.1155/2019/6175804.

Solari, A. J. (2004). *Genética humana: fundamentos y aplicaciones en medicina*. Ed. Médica Panamericana.

Sonnier, M., & Cresteil, T. (1998). Delayed ontogenesis of CYP1A2 in the human liver. European Journal of Biochemistry, 251(3), 893-898. https://doi.org/10.1046/j.1432-1327.1998.2510893.x

Soriano Fernández, H., Rodenas García, L., & Moreno Escribano, D. (2010). Criterios de elegibilidad de métodos anticonceptivos: nuevas recomendaciones. Revista Clínica de Medicina de Familia, 3(3), 206-216. http://scielo.isciii.es/scielo.php?script=sci_arttext&pid=S1699-695X2010000300009&lng=es&tlng=es

Soundararajan, A., Prabu, P., Mohan, V., Gibert, Y. & Balasubramanyam, M. (2019). Novel insights of elevated systemic levels of bisphenol-A (BPA) linked to poor glycemic control, accelerated cellular senescence and insulin resistance in patients with type 2 diabetes. Molecular and Cellular Biochemistry, 458(1–2), 171–183. https://doi.org/10.1007/s11010-019-03540-9

Souter, I., Smith, K. W., Dimitriadis, I., Ehrlich, S., Williams, P. L., Calafat, A. M., & Hauser, R. (2013). The association of bisphenol-A urinary concentrations with antral follicle counts and other measures of ovarian reserve in women undergoing infertility treatments. Reproductive toxicology, 42, 224-231. https://doi.org/10.1016/j.reprotox.2013.09.008

Stein, I. F. (1935). Amenorrhea associated with bilateral polycystic ovaries. *Am J Obstet Gynecol*, *29*, 181-191. https://cir.nii.ac.jp/crid/1571698600038220032

Stein, I. F. (1966). Wedge resection of the ovaries: the Stein-Leventhal syndrome. In *Ovulation* (p. 150). JB Lippincott Company, Philadelphia and Toronto.

Suhaimi, F., Wong, S. P., Lee, V. L. L., & Low, L. K. (2005). Heavy metals in fish and shellfish found in local wet markets. Singapore Journal of Primary Industries, 32(4), 1-8.

Sule, R. O., Condon, L., & Gomes, A. V. (2022). A common feature of pesticides: oxidative stress—the role of oxidative stress in pesticide-induced toxicity. Oxidative Medicine and Cellular Longevity, 2022. https://doi.org/10.1155/2022/5563759

Sun, M. H., Li, X. H., Xu, Y., Xu, Y., & Sun, S. C. (2020). Exposure to PBDE47 affects mouse oocyte quality via mitochondria dysfunction-induced oxidative stress and apoptosis. Ecotoxicology and Environmental Safety, 198, 110662. https://doi.org/10.1016/j.ecoenv.2020.110662

Sun, Y., Li, X., Wei, C., Qi, W., & Xiu, Z. (2021). An aptly industrialized bioprocess for lactic acid production from corn stover using thermotolerant microbial consortia. Bioprocess and Biosystems Engineering, 44(11), 2445-2454. https://link.springer.com/article/10.1007/s00449-021-02616-5

Sun, Z., Chang, H. M., Wang, A., Song, J., Zhang, X., Guo, J., ... & Lian, F. (2019). Identification of potential metabolic biomarkers of polycystic ovary syndrome in follicular fluid by SWATH mass spectrometry. Reproductive Biology and Endocrinology, 17(1), 1-10. https://rbej.biomedcentral.com/articles/10.1186/s12958-019-0490-y

Swain, A., Zanaria, E., Hacker, A., Lovell-Badge, R., & Camerino, G. (1996). Mouse Dax1 expression is consistent with a role in sex determination as well as in adrenal and hypothalamus function. Nature genetics, 12(4), 404-409. https://www.nature.com/articles/ng0496-404

Swanson, M., Sauerbrei, E. E., & Cooperberg, P. L. (1981). Medical implications of ultrasonically detected polycystic ovaries. *Journal of Clinical Ultrasound*, *9*(5), 219-222. https://doi.org/10.1002/jcu.1870090504

Takeda, Y., Liu, X., Sumiyoshi, M., Matsushima, A., Shimohigashi, M., & Shimohigashi, Y. (2009). Placenta expressing the greatest quantity of bisphenol A receptor ERRγ among the human reproductive tissues: predominant expression of type-1 ERRγ isoform. Journal of biochemistry, 146(1), 113-122. https://doi.org/10.1093/jb/mvp049

Tandulwadkar, S. R., Lodha, P. A., & Mangeshikar, N. T. (2014). Obstetric complications in women with IVF conceived pregnancies and polycystic ovarian syndrome. Journal of human reproductive sciences, 7(1), 13. https://www.ncbi.nlm.nih.gov/pmc/articles/PMC4018791/

Teede, H. J., Misso, M. L., Costello, M. F., Dokras, A., Laven, J., Moran, L., ... & Norman, R. J. (2018). Recommendations from the international evidence-based guideline for the assessment and management of polycystic ovary syndrome. Human reproduction, 33(9), 1602-1618. https://doi.org/10.1093/humrep/dey256

Templeton, J. (2020). Stockholm Convention on Persistent Organic Pollutants. In Essential Concepts of Global Environmental Governance. https://www.taylorfrancis.com/chapters/edit/10.4324/9780367816681-99/stockholm-convention-persistent-organic-pollutants-jessica-templeton

Thackray, V. G. (2019). Sex, microbes, and polycystic ovary syndrome. Trends in Endocrinology & Metabolism, 30(1), 54-65. https://doi.org/10.1016/j.tem.2018.11.001

Thomas, F. H., & Vanderhyden, B. C. (2006). Oocyte-granulosa cell interactions during mouse follicular development: regulation of kit ligand expression and its role in oocyte growth. Reproductive biology and endocrinology, 4(1), 1-8. https://rbej.biomedcentral.com/articles/10.1186/1477-7827-4-19

Ting, Y., Jiang, Y., Ho, C. T., & Huang, Q. (2014). Common delivery systems for enhancing in vivo bioavailability and biological efficacy of nutraceuticals. Journal of Functional Foods, 7, 112-128. https://doi.org/10.1016/j.jff.2013.12.010

Torres, P. J., Siakowska, M., Banaszewska, B., Pawelczyk, L., Duleba, A. J., Kelley, S. T., & Thackray, V. G. (2018). Gut microbial diversity in women with polycystic ovary syndrome correlates with hyperandrogenism. *The Journal of Clinical Endocrinology & Metabolism*, *103*(4), 1502-1511. https://doi.org/10.1210/jc.2017-02153

Torres, Z. A. L., Barrera, P. B., Estrada, L. V. S., & Valencia, I. E. A. (2017). IMAGINARIOS EN TORNO AL CONSUMO DE AGUA EMBOTELLADA Y SU RELACIÓN CON LA RETÓRICA PUBLICITARIA.

Treuherz, A. A., & Ribeiro, O. P. (2007). DeCS-Descriptores en Ciencias de la Salud. BIREME/OPS/OMS. https://decs.bvsalud.org/es/ths/resource/?id=10230&filter=ths_termall&q=Ovario

Tursi Ríspoli, L. D., Vázquez Tarragón, A., Vázquez Prado, A., Sáez Tormo, G., Ismail, A. M., & Gumbau Puchol, V. (2013). Estrés oxidativo: estudio comparativo entre un grupo de población normal y un grupo de población obesa mórbida. Nutrición Hospitalaria, 28(3), 671-675. https://scielo.isciii.es/pdf/nh/v28n3/17original13.pdf

Unamuno, X., Gómez-Ambrosi, J., Rodríguez, A., Becerril, S., Frühbeck, G., & Catalán, V. (2018). Adipokine dysregulation and adipose tissue inflammation in human obesity. *European journal of clinical investigation*, *48*(9), e12997. https://onlinelibrary.wiley.com/doi/abs/10.1111/eci.12997

Unep. (2017, 05 12). La ONU lucha por mantener los océanos limpios de plásticos. Retrieved from Noticias ONU Web site: https://news.un.org/es/story/2017/05/1378771

Unfer, V., Monastra, G., Tilotta, M., Forte, G., & Dinicola, S. (2022). Inositols and other supplements in the management of PCOS. In Polycystic Ovary Syndrome (pp. 167-186). Elsevier. https://doi.org/10.1016/B978-0-12-823045-9.00014-6

Uribarri, J., Cai, W., Sandu, O., Peppa, M., Goldberg, T., & Vlassara, H. (2005). Diet-derived advanced glycation end products are major contributors to the body's AGE pool and induce inflammation in healthy subjects. Annals of the New York Academy of Sciences, 1043(1), 461-466. https://doi.org/10.1196/annals.1333.052

Uribarri, J., Peppa, M., Cai, W., Goldberg, T., Lu, M., Baliga, S., ... & Vlassara, H. (2003). Dietary glycotoxins correlate with circulating advanced glycation end product levels in renal failure patients. American journal of kidney diseases, 42(3), 532-538. https://doi.org/10.1016/S0272-6386(03)00779-0

Uzumcu, M., & Zachow, R. (2007). Developmental exposure to environmental endocrine disruptors: consequences within the ovary and on female reproductive function. *Reproductive toxicology*, *23*(3), 337-352. https://doi.org/10.1016/j.reprotox.2006.10.006

Vainio, S., Heikkilä, M., Kispert, A., Chin, N., & McMahon, A. P. (1999). Female development in mammals is regulated by Wnt-4 signalling. *Nature*, *397*(6718), 405-409. https://www.nature.com/articles/17068

Valavanidis, A., Vlahogianni, T., Dassenakis, M., & Scoullos, M. (2006). Molecular biomarkers of oxidative stress in aquatic organisms in relation to toxic environmental pollutants. Ecotoxicology and environmental safety, 64(2), 178-189. https://doi.org/10.1016/j.ecoenv.2005.03.013

Valero, F. C. (2018). El tabaquismo antes de nacer. Consecuencias y tratamiento. Anales (Reial Acadèmia de Medicina de la Comunitat Valenciana), (19), 20. http://neumologiaysalud.es/descargas/R7/R73-6.pdf

Vandenberg, L. N., Colborn, T., Hayes, T. B., Heindel, J. J., Jacobs Jr, D. R., Lee, D. H., ... & Myers, J. P. (2012). Hormones and endocrine-disrupting chemicals: low-dose effects and nonmonotonic dose responses. Endocrine reviews, 33(3), 378-455. https://doi.org/10.1210/er.2011-1050

Vandenberg, L. N., Hauser, R., Marcus, M., Olea, N., & Welshons, W. V. (2007). Human exposure to bisphenol A (BPA). Reproductive toxicology, 24(2), 139-177. https://doi.org/10.1016/j.reprotox.2007.07.010

Vanhauwaert, P. S. (2021). Síndrome de ovario poliquístico e infertilidad. Revista Médica Clínica Las Condes, 32(2), 166-172. https://doi.org/10.1016/j.rmclc.2020.11.005

Vasiliu, O., Cameron, L., Gardiner, J., DeGuire, P., & Karmaus, W. (2006). Polybrominated biphenyls, polychlorinated biphenyls, body weight, and incidence of adult-onset diabetes mellitus. Epidemiology, 352-359. https://www.jstor.org/stable/20486235

Vasios, G., Kosmidi, A., Kalantzi, O. I., Tsantili-Kakoulidou, A., Kavantzas, N., Theocharis, S., & Giaginis, C. (2016). Simple physicochemical properties related with lipophilicity, polarity, molecular size and ionization status exert significant impact on the transfer of drugs and chemicals into human breast milk. Expert Opinion on Drug Metabolism & Toxicology, 12(11), 1273-1278. https://doi.org/10.1080/17425255.2016.1230197

Vazquez, F., Fernández-Blázquez, A., & García, B. (2019). Vaginosis. Vaginal microbiota. *Enfermedades infecciosas y microbiologia clinica (English ed.)*, *37*(9), 592-601. https://doi.org/10.1016/j.eimce.2019.06.001

Velicer, C. M., Heckbert, S. R., Lampe, J. W., Potter, J. D., Robertson, C. A., & Taplin, S. H. (2004). Antibiotic use in relation to the risk of breast cancer. Jama, 291(7), 827-835. https://jamanetwork.com/journals/jama/article-abstract/198216

Venkatesan, A., Hemalatha, A., Bobby, Z., Selvaraj, N., & Sathiyapriya, V. (2006). Nonenzymatic glycation of plasma proteins in smokers. Indian journal of physiology and pharmacology, 50(4), 403. https://www.ijpp.com/IJPP%20archives/2006_50_4/403-408.pdf

Ventura-Arizmendi, E., & Hernández-Valencia, M. (2019). La esteroidogénesis en el síndrome de ovarios poliquísticos. Gaceta médica de México, 155(2), 184-190. https://www.scielo.org.mx/scielo.php?pid=S0016-38132019000200184&script=sci_arttext

Vilahur, N., Bustamante, M., Byun, H. M., Fernandez, M. F., Santa Marina, L., Basterrechea, M., ... & Baccarelli, A. A. (2014). Prenatal exposure to mixtures of xenoestrogens and repetitive element DNA methylation changes in human placenta. Environment international, 71, 81-87. https://doi.org/10.1016/j.envint.2014.06.006

Villamar, L., & Jeanpierre, K. (2021). El microplástico y la contaminación del mar (Bachelor's thesis).

Vitek, M. P., Bhattacharya, K., Glendening, J. M., Stopa, E., Vlassara, H., Bucala, R., ... & Cerami, A. (1994). Advanced glycation end products contribute to amyloidosis in Alzheimer disease. *Proceedings of the National Academy of Sciences*, *91*(11), 4766-4770. https://doi.org/10.1073/pnas.91.11.4766

Vlassara, H., Fuh, H., Makita, Z., Krungkrai, S., Cerami, A., & Bucala, R. I. C. H. A. R. D. (1992). Exogenous advanced glycosylation end products induce complex vascular dysfunction in normal animals: a model for diabetic and aging complications. *Proceedings of the National Academy of Sciences*, *89*(24), 12043-12047. https://doi.org/10.1073/pnas.89.24.12043

Wallach, E. E., Barbieri, R. L., Smith, S., & Ryan, K. J. (1988). The role of hyperinsulinemia in the pathogenesis of ovarian hyperandrogenism. Fertility and sterility, 50(2), 197-212. https://doi.org/10.1016/S0015-0282(16)60060-2

Wang, L., Zhou, J., Gober, H. J., Leung, W. T., Huang, Z., Pan, X., ... & Wang, L. (2021). Alterations in the intestinal microbiome associated with PCOS affect the clinical phenotype. Biomedicine & Pharmacotherapy, 133, 110958. https://doi.org/10.1016/j.biopha.2020.110958

Wang, W., Craig, Z. R., Basavarajappa, M. S., Hafner, K. S., & Flaws, J. A. (2012). Mono-(2-ethylhexyl) phthalate induces oxidative stress and inhibits growth of mouse ovarian antral follicles. Biology of reproduction, 87(6), 152-1. https://doi.org/10.1095/biolreprod.112.102467

WHO/IPCS. Global assessment of the state-of-the-science of endocrine disruptors. (2002). http://www.who.int/ipcs/publications/new_issues/endocrine_disruptors/en/

Wilkinson, J. L., Hooda, P. S., Barker, J., Barton, S., & Swinden, J. (2016). Ecotoxic pharmaceuticals, personal care products, and other emerging contaminants: A review of environmental, receptor-mediated, developmental, and epigenetic toxicity with discussion of proposed toxicity to humans. Critical Reviews in Environmental Science and Technology, 46(4), 336-381. https://doi.org/10.1080/10643389.2015.1096876

Winnykamien, I., Dalibón, A., & Knoblovits, P. (2017). Síndrome de ovario poliquístico. Revista del Hospital de Italiano Buenos Aires, 37(1), 10-20. https://www1.hospitalitaliano.org.ar/multimedia/archivos/noticias_attachs/47/documentos/31087_10-20-Winnykamien-D.pdf

Witchel, S. F., Oberfield, S. E., & Peña, A. S. (2019). Polycystic ovary syndrome: pathophysiology, presentation, and treatment with emphasis on adolescent girls. Journal of the Endocrine Society, 3(8), 1545-1573. https://doi.org/10.1210/js.2019-00078

World Health Organization. (1952). Comité de Expertos en Higiene Mental: informe de la segunda reuni'on, Ginebra, 11-16 de septiembre de 1950.

Wu, G. D., Chen, J., Hoffmann, C., Bittinger, K., Chen, Y. Y., Keilbaugh, S. A., ... & Lewis, J. D. (2011). Linking long-term dietary patterns with gut microbial enterotypes. *Science*, *334*(6052), 105-108. https://www.science.org/doi/abs/10.1126/science.1208344

Wu, Y. X., Yang, X. Y., Han, B. S., Hu, Y. Y., An, T., Lv, B. H., ... & Jiang, G. J. (2022). Naringenin regulates gut microbiota and SIRT1/PGC-1α signaling pathway in rats with letrozole-induced polycystic ovary syndrome. *Biomedicine & Pharmacotherapy*, *153*, 113286. https://doi.org/10.1016/j.biopha.2022.113286

Ybarra de Lorenzo-Cáceres, F. J. D. (2020). Disruptores endocrinos en cereales. https://riull.ull.es/xmlui/handle/915/20476

Yin, K., Wang, Y., Zhao, H., Wang, D., Guo, M., Mu, M., ... & Xing, M. (2021). A comparative review of microplastics and nanoplastics: Toxicity hazards on digestive, reproductive and nervous system. Science of The Total Environment, 774, 145758. https://doi.org/10.1016/j.scitotenv.2021.145758

Yun, C., Sun, L., Xia, J., Wu, Q., Wang, Y., ... & Qiao, J. (2019). Gut microbiota–bile acid–interleukin-22 axis orchestrates polycystic ovary syndrome. Nature medicine, 25(8), 1225-1233. https://www.nature.com/articles/s41591-019-0509-0

Yurtdaş, G., & Akdevelioğlu, Y. (2020). A new approach to polycystic ovary syndrome: the gut microbiota. Journal of the American College of Nutrition, 39(4), 371-382. https://doi.org/10.1080/07315724.2019.1657515

Zama, A. M., & Uzumcu, M. (2009). Fetal and neonatal exposure to the endocrine disruptor methoxychlor causes epigenetic alterations in adult ovarian genes. Endocrinology, 150(10), 4681-4691. https://doi.org/10.1210/en.2009-0499

Zárate-Treviño, A., Hernández-Valencia, M., Morán, C., Manuel, L., & Saucedo, R. (2014). Conveniencia clínica de redefinir al síndrome de poliquistosis ovárica (Stein-Leventhal). Ginecologia y Obstetricia de Mexico, 82(4).

Zawadzki, J. K. (1992). Diagnostic criteria for polycystic ovary syndrome (a rational approach). *Polycystic ovary syndrome*, 377-384. https://cir.nii.ac.jp/crid/1570854175938447616

Zhang, J., Sun, Z., Jiang, S., Bai, X., Ma, C., Peng, Q., ... & Zhang, H. (2019). Probiotic Bifidobacterium lactis V9 regulates the secretion of sex hormones in polycystic ovary syndrome patients through the gut-brain axis. Msystems, 4(2), e00017-19. https://doi.org/10.1128/mSystems.00017-19

Zhang, M., Hu, R., Huang, Y., Zhou, F., Li, F., Liu, Z., ... & Song, Y. (2022). Present and Future: Crosstalks Between Polycystic Ovary Syndrome and Gut Metabolites Relating to Gut Microbiota. Frontiers in Endocrinology, 13. https://www.ncbi.nlm.nih.gov/pmc/articles/PMC9343597/

Zhang, Y. H., Wei, F., Zhang, J., Hao, L., Jiang, J., Dang, L., Mei, D., Fan, S. S., Yu, Y. & Jiang, L. (2017). Bisphenol A and estrogen induce proliferation of human thyroid tumor cells via an estrogen-receptor-dependent pathway. Archives of Biochemistry and Biophysics, 633, 29–39. https://doi.org/10.1016/J.ABB.2017.09.002

Zhao, X., Jiang, Y., Xi, H., Chen, L., & Feng, X. (2020). Exploration of the relationship between gut microbiota and polycystic ovary syndrome (PCOS): a review. Geburtshilfe und Frauenheilkunde, 80(02), 161-171. https://www.thieme-connect.com/products/ejournals/html/10.1055/a-1081-2036

Zheng, Y. H., Xu, Y., Ma, H. X., Liang, C. J., & Yang, T. (2021). Effect of High-Fat Diet on the Intestinal Flora in Letrozole-Induced Polycystic Ovary Syndrome Rats. Evidence-Based Complementary and Alternative Medicine, 2021. https://www.hindawi.com/journals/ecam/2021/6674965/

Zhou, W., Fang, F., Zhu, W., Chen, Z. J., Du, Y., & Zhang, J. (2017). Bisphenol A and ovarian reserve among infertile women with polycystic ovarian syndrome. International journal of environmental research and public health, 14(1), 18. https://doi.org/10.3390/ijerph14010018

Zhu, H., Xiao, X., Zheng, J., Zheng, S., Dong, K., & Yu, Y. (2009). Growth-promoting effect of bisphenol A on neuroblastoma in vitro and in vivo. Journal of pediatric surgery, 44(4), 672-680.

Ziech, D., Franco, R., Pappa, A., & Panayiotidis, M. I. (2011). Reactive Oxygen Species (ROS)—Induced genetic and epigenetic alterations in human carcinogenesis. Mutation Research/Fundamental and Molecular Mechanisms of Mutagenesis, 711(1-2), 167-173. https://doi.org/10.1016/j.mrfmmm.2011.02.015

Zuo, T., Zhu, M., & Xu, W. (2016). Roles of oxidative stress in polycystic ovary syndrome and cancers. Oxidative medicine and cellular longevity, 2016. https://doi.org/10.1155/2016/8589318

Resumen

El SOP es un síndrome que presenta una variedad considerable de fenotipos, y son los problemas de infertilidad el motivo de consulta más frecuentes en mujeres con esta patología aun sin diagnóstico. Este síndrome heterogéneo debe ser visto desde múltiples puntos de vista, como: endocrinológico, metabólico, ambiental y genético, ya que los disruptores endocrinos juegan un papel fundamental en la regulación hormonal desde edades tempranas, incluyendo la vida intrauterina, lo que puede condicionar precozmente a los individuos a desarrollar el SOP, por tal motivo el uso y la falta de información sobre productos que contienen estos contaminantes ambientales endocrinológicos que se utilizan en la vida cotidiana, pueden influir en la predisposición a desarrollar esta patología, fundamentalmente, en aquellos individuos susceptibles genéticamente.

Publisher: Eliva Press Global Ltd

Email: info@elivapress.com